「いのち」の現場でとまどう

「いのち」の現場でとまどう

臨床医学概論講義

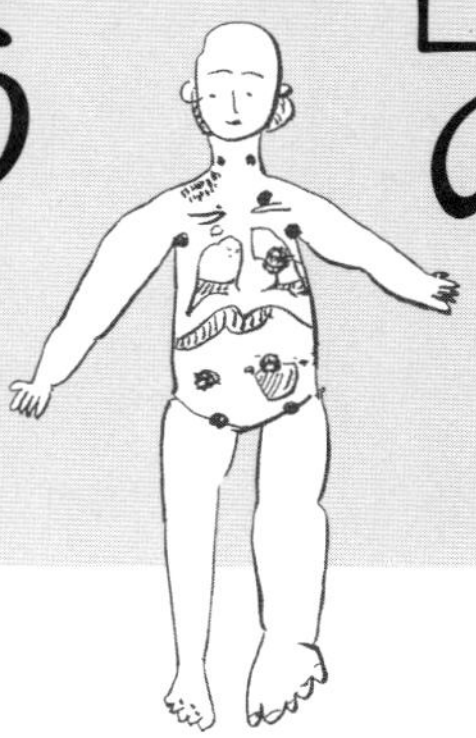

徳永 進
Susumu Tokunaga
高草木光一
Koichi Takakusagi
【編】

岩波書店

はじめに

鳥取市に「野の花診療所」という小さなホスピスがある。その院長・徳永進のことはずっと以前から気になっていた。『死の中の笑み』(ゆみる出版、一九八二年)で講談社ノンフィクション賞を受賞し、他に数十冊のエッセイを書いている。硬い本はほとんど書かず、臨床の日々をやさしく、おかしく綴る様子は、どこか腹話術師を彷彿とさせる。実際に講演会等ではピエロ役を自ら買って出る奇人にして鬼才なのだが、齢《よわい》七〇にも達すると、凄味も自然に増してくる。たとえば、若き宮本武蔵《むさし》が斬り込むと、その刀を囲炉裏の鍋蓋で受けたと言われる剣豪・塚原卜伝《ぼくでん》。同じく宮本武蔵の周りに棒切れで円《まる》を描くだけで悟りに導いたと言われる愚《ぐ》堂和尚《どうおしょう》。いずれも小説やテレビドラマ等、創作の世界のことではあっても、そうした達人の技に、少年の日々、わくわくしながら畏敬の念を抱いたものだった。抜き身をギラギラさせている相手を風のように受け流す風情は、飄々《ひょうひょう》として枯淡の域にある徳永進も兼ね備えているように見える。

生命倫理・医療倫理の領域には、解けない難問が横たわっている。「脳死・臓器移植」では、ドナー(臓器提供者)にされる側の人権とレシピエント(移植を受ける患者)の救命との間に対立関係が生じうる。臓器移植でなければ救えない「いのち」のためとはいえ、死んでいるかどうかわからない「脳死」者の臓器を摘出することが許されるのか。「安楽死・尊厳死」では、死を選択する自己決定権の論理と「無意味ないのち」を打ち切ろうとする社会的圧力との間の緊張関係が問題とされる。「死ぬ権利」は患者の権利から派生したものだとはいえ、それを高らかに謳い上げることは、社会的生産に寄与しない弱者に対して死の前倒しを強要する社会的風潮に加担することにならないのか。賛否どちらの側に立ってもすっきりとした解決策のない問題を前に、しかし、人々は解答を求め、論議する。

徳永進にこうした問題をぶつけてみたら、どんな答えが返ってくるのだろうか。多少戯画化することを許してもらえば、徳永が、しばらく考え込んだあとで、こんな口調で話しだすシーンを想像してしまう。

「昔、おウメさんというばあさんがおってなあ、裏山にタケノコを掘りに行っとった。さあ、そこに熊が現れた。」

「脳死・臓器移植」とも「安楽死・尊厳死」ともおよそ関係のない「日本昔ばなし」のような話が延々とつづく。この人は、ひょっとして自分が医師であることも忘れてしまっているのだろうか、と思っていると、ある瞬間ハッと気がつく。この訳のわからない譬え話は、実は、生命倫理学者たちが真剣に取り組んでいる対立図式そのものを相対化し、さらに大きな問題に目を向けさせるためのものなのではないか。

二〇一三年に、医学者・医師である佐藤純一、山口研一郎と生物学者の最首悟《さいしゅさとる》と私の四人で、真っ向勝負の『思想としての「医学概論」――いま「いのち」とどう向き合うか』(岩波書店)を上梓して以来、それと対になるような、肩の力の抜けた、それでいて同じだけの重さをもつ「医学概論」のあり方を構想していた。

イヴァン・イリッチは、一九七六年に『医療の限界 *Limits to Medicine*』（金子嗣郎訳『脱病院化社会——医療の限界』晶文社、一九七九年）を著し、医療がもたらす「医原病」という概念を提起したが、それとは異なる意味の「医療の限界」を、徳永を通して見据えることができないか、と考えた。再生医療や遺伝子治療等、医療技術がどれほど華々しい進歩を遂げようとも、その前に横たわっているのが、「ヒトは必ず死ぬ」という厳然たる事実である。死すべき者には、衰え、老いることもまた避けられない。では、医療の進歩は人間をどこに導こうとしているのだろうか。

いっぽう、ホスピス医の徳永は、鳥取の片隅で数十年の間、日々ひたすら死にゆく患者を見つづけてきた。彼のまなざしを通して、医学や医療の原点に立ち戻った、素朴にして本源的な「医学概論」の可能性を追求できないか。そんな思いに駆られた。

二〇一七年から一八年にかけて、徳永に慶應義塾大学経済学部／大学院経済学研究科の「社会思想」という科目で三回の講義をしてもらった。概念の説明があるわけでもなく、対立構図の解明が行なわれるわけでもなく、路地裏で怪しいおじいさんが語る紙芝居のような「講義」だった。時折クスクスと聴衆から笑いが漏れた。「期待どおり」の講義ではあったのだが、だからこそ、いまだ抜き身ギラギラの私には、やはり納得できない部分があった。徳永に三通の長い書簡を送り、鳥取にも数回足を運んで、禅問答のような議論を交わした。そうやって、できたのが本書である。

この本は誰のために書かれたのか。医療関係者にもそうでない人にも、医療に興味のある人にもない人にも、この著作を読んでもらいたい。終末期医療の現場の諸問題に独自の立場で取り組んでいる貴重な記録という側面を見れば、まずは医療関係者に挙《こぞ》って読んでほしいと思う。「いのち」の問題は専門家に任せておくわけにはいかない、とりわけ終末期医療は万人共通の課題であるという意味では、本書はすべての人々に開かれている。もとより、医学や医療の原点に立ち返るという「医学概論」の試みは、医療関係者はもちろんのこと、何らかの意味で医療に関わらざるをえない、すべての人々のためのものでありたいと願っている。

しかし、それだけだとしたら、「社会思想」という枠組での講義がことさらに要請されたわけではない。ここで主題的に扱われているのは終末期医療の問題ではあっても、その射程は医療という領域をも超えていくことを、読者は読み進むにつれて実感することだろう。日常的視点を通して大きな発想の転換を促す種子が、ここかしこに見いだされるはずである。その意味で、本書は、日々の生活のなかに息苦しさを感じるすべての人々のために、「思想」の書として提示される。

まずはともあれ、徳永進が誘《いざな》うヒューマンコメディの世界を愉しんでいただきたい。

二〇一九年四月

高草木光一

目次

はじめに

第一部　講義

I　二つの授業……3

第一節　問題意識とその背景　3
「線」の時代／子どもの頃／故郷で医師に

第二節　生物の授業　13
生命の起源／解剖実習／がん告知のパラドックス／問い自体を疑う

第三節　「いのち」の現場へ　25
死を見つめる／二つの感情労働／安楽死ととまどい／向光性と向地性／無意味な「いのち」の意味
第四節　国語の授業　36
ハンセン病との出会い／長島愛生園を訪問／アンケートのなかの相反する感情／ハンセン病の根本問題／コスモスとカオス

Ⅱ　臨床は汽水域……51

第一節　不定形の日々　51
青竹の担架／目の前の具体／息づかいを診る／悠久の空
第二節　死を見つめる　63
抱えられた死／身体の反乱／受容と従容／臨床の定置網化／臨床の作法
第三節　臨床の論理　76
ネガティブ・ケイパビリティ／カンファレンスとオープン・ダイアローグ／死とユーモア／白魚のような手／手の役割、足の役割／死より歯
第四節　定置網を破る　92
臨床の小競り合い／背中で死を感じ取る／道ができている場所では

III　ぼくの医学概論……99

第一節　過誤に学ぶ　99

殺すな／戦場化する身体／思いがけないこと／許された過誤

第二節　ケアとしての医療　109

ケアに出会う／医療者への否定／障害に出会う、生活に出会う

第三節　医療を見直す視点　121

「今このとき」／ゴリラ・スポーツ・演劇・写真／臨床を支える和語たち

第四節　カオスのなかで　133

素手社会と手袋社会／機器の進歩／ベッドサイドの「真実」

第二部　往復書簡

I　ハンセン病について……141

往信I　高草木光一より徳永進へ　141

善意の陥穽／『愛の風景』と〈**The Best Intentions**〉／善意の対立、善意の否定／

「鼻がもし 穴だけだったら」／神谷美恵子の善意／徳永進と「交流《むすび》の家」／徳永進の強制隔離政策批判／強制隔離政策への視点／「故郷」を創造する想像力

返信Ⅰ　徳永進より高草木光一へ　163

藤本としさんのこと／島田等さん、山本肇さん／無癩県運動と故郷／不在の家族／『隔離』刊行後／滝田十和男をめぐる縁／神谷美恵子について／ハンセン病の学び

Ⅱ　ホスピスについて　177

往信Ⅱ　高草木光一より徳永進へ　177

CTの謎／ホスピス導入期のアンビヴァレント／ホスピスと貧困・差別／ホスピスとコミュニティ／「演技としての看護」と「第二感情労働」／ホスピスとスピリチュアルペイン／魂の治療／**CT**の謎・再び

返信Ⅱ　徳永進より高草木光一へ　199

ホスピスという言葉／ナロードニキと共同体／「**CT**の謎」を解く／身体所見と主訴／生活臨床としてのケア／ケアとキュア／文化運動としての在宅ホスピス／三つの**C**／「話、違うじゃん」の世界／**being**

Ⅲ　医療文化について　219

往信Ⅲ　高草木光一より徳永進へ　219

摘便の技術／富士見産婦人科病院事件／医師－患者関係／川崎協同病院事件／
徳永進のアナーキズム／岡村昭彦と治療共同体／「臨床の知」の射程／
鶴見俊輔のほうへ

返信III　**徳永進より高草木光一へ**　242

摘便について／早川一光先生、若月俊一先生／川崎協同病院事件のこと／
セデーションと安楽死／治療共同体への遠い道／岡田兵衛の夢／
「臨床の知」と罪悪感／鶴見俊輔の教え／死の文化

文献案内

第一部　講義

I　二つの授業

第一節　問題意識とその背景

きょうは「二つの授業」という題で話をします。私が高校時代に考えるきっかけになった授業が二つあって、その思い出が基本になっています。大学の教室でこんなことを言うのはちょっと憚《はばか》られますが、授業というのは一般に無意味なものです。しかし、何かちょっと気になる言葉を授業で聞いて、それがきっかけで、その後の生き方に出会うこともあります。

きっかけは、読んだ本の一節であったり、先人の言葉であったり、経験した悲惨さであったり、人それぞれですが、ともかく何かがきっかけになって、誰もが人生を変えていくわけです。人生には決まった形があるわけではありませんから、右に左にぶれる人もいれば、最初から目指したものに突き進んでいく人もいれば、挫折で始まる人もいます。私にとっては、高校時代の二つの授業が印象的で、ずっと心に残っています。

「線」の時代

その前に、きょうは「二つの授業」というテーマで何が言いたいのか、それを先にまとめておきます。現代社会には、「線」が通っています。その「線」に、市民や国民が従う。直接「従え」というのは戦争時の形ですが、平和時であっても、一つの道標として「線」が引かれます。具体的に言えば、マニュアルやガイドラインを想起してもいいし、法律も一つの「線」です。それに外れる者は、場合によっては処罰を受けます。文化をつくるときにも、ビジネスや経済の論理によっても、そういうものができてくる。時代時代でいろいろな「線」が引かれると思いますが、いまの社会は「線」が至るところにつくられています。「線」から外れることをすると何か生きづらい、いけないことをしているかのように思えてきます。

医療の現場では、もちろんガイドラインが幅を利かせています。ややこしい問題があるとガイドラインをつくるわけです。たとえば老人に胃瘻《いろう》を入れるのがいいのかどうかという問題があります。「年寄りがこんなに増えるのも、困るね」というのが社会の本音かもしれませんが、「ヒューマニズム」の精神も決して失われたわけではありません。ですから、建前としてでも「老人に優しく」みたいなことを言わないと国会議員にも地方議員にも当選できません。そんなせめぎ合いのなかでガイドラインがつくられます。胃瘻は、こういう人にはしてもいいけれども、こういう人にはやめよう、と細心の注意が払われます。

最近では、九〇歳を超えた老人の肺炎は治療しないという方向のガイドラインも考えはじめられました。理由は、また繰り返し誤嚥性《ごえんせい》肺炎を起こすから、肺炎を治療する医療費には意味がないということです。これはちょっと酷な気がします。一回くらいは治療したほうがいい。三回めからは諦めよう、というくらいでいいと思います。ガイドラインは、一度できてしまうと、それが錦の御旗のようになって、「これが目に入らぬか」と権威をもってしまいます。それが法律になると、今度は罰則がついてきます。医療に限らず、あらゆることに「線」をつくる社会になってきています。一人一人の考えはもはや重んじられません。「線」の引かれることが進歩だと思われています。

きょうのテーマは、「線」と「線でないもの」についてです。「線でないもの」を見損じるくらい「線」に集中している近代という時代が、どこまで幸せか。私たちは「線」によって括られるうちに、気がつけば価値観が自分ではなく、「線」に依拠するようになってくる。「線」に対してどういう位置をとるか、ということで辛うじて「自分」の存在がある。そんな時代です。

一人一人が、パーツになってしまった。ある「線」が決まると、そこに相応しい部品が決まっていく。自己を主張するような人は、時代遅れのようになってしまった。上から「線」が降りてくると、すぐさまそれに合わせる人間がスマートに見える。誰もが、「線」に磁石のように引っ張られていく。こうやって人間が部品化、機械化されていくのを見ると、国の滅びる前兆のように感じてしまいます。

がん末期の患者さんが話してくれたことがあります。篆刻《てんこく》といって、ハンコのようなものを彫っている人です。その人が、「分間布白《ぶんかんふはく》」という言葉を教えてくれました。初めて聞く言葉でした。

「分間布白」とは何か。書道家が墨で字を書きます。たとえば、「口」と書く。「日」と書く。「目」と書く。「田」と書く。それを見る側の人は、墨の黒でできているものを、字と認識するわけです。これは「口」だ、これは「日」だ、これは「目」だ、これは「田」だ、と黒のほうを見ている。しかし、書道家のほうは、黒が目的ではない、白が眼目だと言うのです。黒い墨によって分けられてできる白を勝負にして字を書いている。そう言われたときに、びっくりしました。黒によってつくられる白が、自分たちの表現したい世界であったとは。「お見事」と思いました。

いまの時代は、ガイドラインによって黒の線がたくさん引かれます。しかし、その黒の線によってできる白を見ようとする人はいない。次はどんな黒の線が来るだろうか、それだけを追いかけている。書道家は、黒によってできる白こそが勝負であると言いましたが、実は、臨床がまさにそうです。こういうときはこうすべし、とガイドラインで黒の線が来るのですが、現実はそれにうまく当てはまらないことが多くあります。そのときに、ガイドラインには書かれていない白の部分を追いかけて、あだこうだと工夫する、それが臨床だということです。あるいは黒では創れない白のふくらみ、それが臨床だということです。

大事なことを、異分野の人たちの言葉のなかに見つける経験は何度もしています。臨床医が、医学の周辺の医療人類学の言葉にハッとするのは、ある意味では当然ですが、書道家、音楽家や宗教家、農婦・農夫、宇宙飛行士、あるいは下町の職人や大工、料理人たちがポロッとしゃべっている言葉が、そのまま臨床の言葉として届くことがあります。スポーツの世界の人たちからもです。そのことがきょうの話の眼目かもしれません。

子どもの頃

いまから六〇年くらい前、私は鳥取の田舎に住んでいましたが、当時はベビーブームで、田舎も人だけやたらに多くて、モノがないという貧しい時代でした。学生は、学生服しかもっていません。鼻水がいっぱい出る時代で、その鼻水を学生服につけるとピカピカ光りました。シラミも多かった。全員が貧しくて汚いと、意外とお互いに住み心地がいいものです。いまどきの子どもたちに鼻水が出ないのは、摂取タンパク量が多いからだそうです。

駅に行くと蒸気機関車の列車が入ってきます。その様子を見るのが楽しみでした。駅がみんなの遊び場でした。そんな田舎の子どもたちの間には、必ず「親分」がいたものです。親分は暴力的で、いまで言う「いじめ」みたいなこともしましたが、ほかの集落の子たちと諍《いさか》いになると、先頭に立って守ってくれる。ときに暴力的ではあっても、いざというときには頼りになる、助けてくれる存在でした。だから、「子分」もまた存在するわけです。「子分」のほうにもそれぞれ特徴があって、たとえば、勉強ができなくとも運動会のときには駆けっこが一番の子がいる。リレーでそれまで負けていたチームが、その子の一走りで勝つと、彼はもう町の英雄になりました。

親分が「線路の向こう、川に行くぞ。みんな洗面器持ってこい」と号令をかけると、みんなが洗面器を持って探検に出かけます。消防車の倉庫の前で親分から「待て」と言われ、しばらくして「来い」という号令で進むと、転がっている空き缶の下に一〇円、草の下に一〇円が落ちています。七人で行くと、ちょうど七〇円落ちている。九人で行くと、九〇円落ちている。親分がお母さんの財布から一〇円玉を抜き取ってそれを撒いていることを、私たちはうすうす知っていましたが、知らんふりして、「あーっ、一〇円!」と驚いてみせます。それを握りしめて駅に行くと、アイスキャンディー屋さんやパン屋さんがあって、その一〇円で買い食いしたものは、何とも美味しかった。

線路を渡って川に入っていると、汽車が入ってきます。いまはデッキのある汽車はないかもしれませんが、各車両の端に覆いのない部分があって、乗客はそこへ自由に出ることができます。そこに座ったり、立ったりして、風に吹かれながら外の景色を見ていると爽快な気分になったものでした。デッキにいるおじさんに「おーい」と手を振ると、おじさんが「おーい」と応えてくれる。「あほー」と言っても、「ありがとーう」と返ってきます。あの頃は、そのように意味のない言葉を掛け合って楽しんでいました。

川で採っていたのはシジミでした。結構たくさん採れました。家に持って帰ると、食べ物のない時代ですから、おふくろが喜んでくれました。「じゃあ、きょうはシジミのみそ汁にしよう」ということになります。数日後もまたそこにシジミを採りに行きました。いつも叱られてばかりいる親にも喜ばれるのですから、それは楽しい遊びでした。ところが、向こうからおじさんが来て、「おい、こらーっ」と怒鳴りつけるんです。われらが親分、「逃げろ」と叫ぶ。そこはシジミの養殖場でした。

そうこうするうちに、ある年の夏、九歳の頃でしたか、私は体がしんどくなって、寝ていることが多くなりました。友だちの家のウシがモーと鳴いた後、辺りは静まり返ってシーンとしている、そんな寂寥感を味わいました。熱も出るので、おかしいと思った母親が開業医の先生に「先生、新聞にこんな病気が出ていましたけれども、うちの子はこれじゃないでしょうか」と聞きに行きます。母親というもののなかには、今も昔も厚かましい人がいるものです。尿検査をしたら、尿タンパク陽性、尿潜血陽性と出て、急性糸球体《しきゅうたい》腎炎と診断されました。急遽、入院することになりました。

私は鳥取赤十字病院に入院しましたが、そこは、その後医師になって長年働いた病院です。そもそも入院することは生まれて初めてで、何か大変なことになったと思いました。台所で団扇《うちわ》を扇《あお》いで魚を焼いていた姉が私のところに来て、魚の代わりに私を扇ぎます。「スーちゃん、大丈夫！　死にゃあせんけ」。死ぬとは思いませんでしたが、家としてはパニックだったようです。

タクシーが呼ばれました。その頃、村にはタクシーは一台だけでした。運転手は下駄屋の横川さんで、昼過ぎになると郊外にある太陽館という映画館の映写技師を務めます。時代劇を主に上映していたように思います。私みたいな病人が出ると、下駄づくりと映写技師の合間に帽子を被って、タクシーの運転手に早変わりです。初めてタクシーに乗りました。近所の人も出てきて、「まあ、かわいそうに」と、永遠のお別れみたいな雰囲気でした。病院までは一〇キロくらいですが、馬車が通るようなガタガタのおんぼろ道でしたから、そのガタガタ道で車酔いしてしまって、病院に着いたら、ほんとうの病人になっていた。「ウー、ウー」と唸《うな》っている様子を見た小児科の先生が「こりゃあ、寝てたら治るからー」と言うと、途端に治ると思いました。医者の言葉は、ときに恐ろしい魔力をもっているものです。私も時々、「寝てたら治るから」と言いますが、私の患者さんはがんの末期の人が多いので、みんな死んでいくことになります。

小児科病棟に入院していますと、「回診」の時間があります。院長を先頭にして若い先生、婦長、看護婦*が並ぶ大名行列です。大学病院の総回診と同じでした。裸になって待っていると、ようやく現れて、主治医の先生は「僕は、痛い検査や注射はしない主義だから。自然治癒、自然治癒だよ」と言う。胸をコンコンコンと叩いて、「はい、吸って」と言いますが、聴診器は片方、耳からポロッと落ちています。それでも聞こえるものだと当時は思っていましたが、医者になってからやってみますと、もちろんまったく聞こえません。

＊「保健師助産師看護師法」(二〇〇一年)により、翌二〇〇二年から男女とも「看護師」「助産師」等に統一されたが、本書では原則として、それ以前の事柄については「看護婦」「助産婦」等の当時の名称をそのまま使っている。

小児科病棟は子どもがたくさんいて賑《にぎ》やかだったかというと、そうではありませんでした。あの頃はジフテリア、カリエス、感染性腸炎、ネフローゼで死んでいく。小児科病棟で部屋が空くと、退院というよりも亡くなった場合が多くて、シーンとして悲しい空気が漂っていました。

故郷で医師に

そんな子ども時代を過ごして、京都で医者になりましたが、鳥取が懐かしくなりました。私のなかでは「故郷」という言葉は、格別の重みをもっています。故郷には帰ってみたいと思うだけではなくて、故郷にあることは真実に思えます。日本にあることはなかなか真実に届かないにしても、故郷だけは違うという思い込みです。それで「方法としての故郷」を思いつきました。正直に言えば、患者さんのことを本気に思い過ぎると疲れる。しかし故郷の患者さんだったら、これは手を抜くわけにはいかない。そういう自分の性分を使って、医者の仕事をつづけています。

医者になると当直が多くなりました。ほかの先生方から「当直頼むよ」と言われると、率先して引き受けて当直をしていました。ある日、九一歳の老人が熱を出して救急室に来ているという知らせを受けました。その老人は「ゴホッ、ゴホッ」と咳をしているので、抗生剤の点滴をしようとして指示すると、その人は「点滴は要らない」と言い放ちます。「放っておけば死ぬから」。ふっと見ると、私が九歳で入院したときの主治医でした。その後院長になった人ですが、退職されて九一歳になって、今度は患者さんとして救急室に運ばれてきた。時代は変わると思いました。昔の私の主治医が患者で、昔の患者の私がいまは主治医。この人は何もしない主義の人だったことを思い出しました。痰がゴロゴロいうので、鼻から吸引しようとしたら、「やめなさい、そんな苦しいことは。そんなことしたら、死んでしまう」。「院長、死ぬのか、生きるのか、どっちですか」と聞き返したいと思ったものです。

結局、元院長先生は入院しました。

元院長先生が入院してからわかったことですが、奥さんを亡くされた後、後妻をもらわれて、ダウン症のお子さんがいました。まだ戦後を引きずっていた時代でしたから、どんな患者さんの家族もいくつか問題を抱えていました。問題がない家族なんてない。家族は問題を孕《はら》むもの、それが家族、という感覚でした。

元院長先生にはそういう問題がありましたが、前の奥さんとの子どもが四人いて、父親が危篤だと聞いて全員東京からやってきました。全員、東大出身でした。会社の社長、新聞社の取締役、医者、副校長の四人が、父親の危篤について鳥取で重役会議を開いたわけです。すぐに「結論が出ました」と言われました。「何もしないということでお願いします」。ずいぶん簡単な重役会議でした。

その後、後妻さんとダウン症のお子さんに見守られて亡くなりました。亡くなった後、その家に伺いましたが、粗末な平屋で、扇風機もありません。あるのは、団扇だけです。冷蔵庫もない。腐るものは買わないから要らないのです。照明も暗い。中国電力の人が月ごとの点検に来ると、メーターがあまりにも上がらないので、「おたく、何か不正やっていませんか」と疑われたというくらい、家のなかには何もありません。

ただ、玉手箱はありました。そのなかから、奥さんが「これが主人の好きな言葉です」と言って紙切れを出してきました。「清貧」と書いてありました。元院長先生は、九州の炭鉱の大金持ちの息子で、金はいくらでもあったのですが、「清く貧しい」生活を心がけた。「呑気でないと心が萎《しぼ》みてしもふ」とも書いてありました。「この人は院長だったくせに、五時になると、この子を連れて鮎釣りに行っていました」と奥さんが解説してくれました。院長でもさぼっていたのだから、私もさぼっていいんだと思ったものです。「大賢は愚なるがごとし」という言葉もありました。どういう意味か、すぐにはわかりませんでした。偉そうにしているのは阿呆だ、ということかと思ったら、そうではありませんでした。ほんとうに賢い人は、知識をひけらかしたりしないので、一見愚かに見える、ということでした。「この子ゆゑ　今日も生きてをり　あすも亦　そのあすも亦」。元院長先生は七〇歳のときにダウン症のお子さんができて、その子が小学校に入るまでは生きようと思った。次は、義務教育が終わるまでは生きようと思った。七〇を過ぎてからの元院長の生きがいは、そのダウン症のお子さんが成長することでした。

皆さんはいま若くて、生きがいに溢れている年代でしょうが、七〇歳だと、もう死がそこかと思ってしまいます。しかし、人間はおもしろいもので、何歳になっても変わることなく生きがいはあります。高齢者はデイサービスに行ったり、老人施設でチーチーパッパをやらされるだけでは生きがいを見つけることはできません。日本の七〇歳の男性、元院長のようにたとえば子どもをつくってほしい

（笑）。生きがいが生まれます。

その後三〇年以上経って、元院長先生のダウン症のお子さんは、五六歳で私が担当することになりました。私は日本ダウン症協会に電話をかけて、日本でいちばん長生きのダウン症の人は何歳かと尋ねてみました。ダウン症の人は、いろいろな合併症を起こして早くに亡くなる方が多いので、五六歳はかなり上位と踏んでいました。「日本一はいま六二歳です」と告げられて、ガクッときました。何としても六二歳まで頑張れ、と応援することにしました。

結局、六二歳を待たずして、うちの診療所で亡くなりました。鳥取大学に献体されることになり、迎えの車が来たとき、お母さんが、「ノリ君に触《さわ》りたい」と言います。ノリ君はお子さんの名前です。「どうぞ」と言ったら、実際の体には触らずに、棺の角を触るだけです。車が来て、「行くよ、お母さん」と促すと、今度は「ノリ君を見たい」と言います。棺のふたをあけて、じーっと見ている。「会いたい」ではなく、「見たい」と言ったのです。人が人と別れるとき、触覚や視覚は大きな働きをするんだ、と教えられました。

第二節　生物の授業

生命の起源

さて、きょうのメインテーマである高校時代の授業の一つは、鳥取大学の「生命の起源」という公開授業でした。私は高校二年生でした。高校の授業をさぼって自転車に乗り、五キロくらい離れた鳥取大学に聴きに行きました。大阪大学の教授が、「皆さん、生命の起源は」と言って、黒板に「石炭」と書いた。そうすると、鳥取大学の講師も助手も学生もみんな「石炭」とノートに書きはじめます。高校二年生だった私は、崇高な「生命の起源」が石炭と説明されてどうにも気に入らず、教室を出てしまいました。石炭よりも小さなものは絶対にあるはずだ。シダ類やコケ類、アメーバだってある。石炭なんかが生命の起源であるはずがない、と思ったのです。

もっと小さいもの、もっともっと小さいものと辿《たど》っていくと、最後に行き着く最も小さいものの向こうは「無」ではないかと思いました。とすれば、「無」が「有」になるときがあるはずです。鳥取大から鳥取西高に帰る道中で、「無」が生命の起源のいちばん小さいものになる瞬間のことを考えました。「うーん、わからん」と思ったときに、逆のシーンが思い浮かびました。この世にある生命体は必ず死にます。「有」が「無」になるわけですから、死は悲しく、寂しい。その頃はまだ進学先が自分のなかではっきり決まっていなかったのですが、誰かが死ぬそのときに横に立って手を握る仕事をしよう。そう思ったのです。

そのときから現在までの五十数年間、その気持ちは持続しています。持続の理由は、シンプルな思いだったからだと思います。いまも患者さんの横に立って手を握り、「ご苦労でした」と言って死亡診断書を書く。もちろんそれだけが仕事ではありませんが、それに象徴される仕事をつづけています。

さて、生命の起源について高校時代に聴いた授業には不満が残りましたが、その後、宇宙物理学者の佐治《さじ》晴夫さんがこう書いているのに出会いました。「私たちの宇宙は、今から一三七億年の遠い昔、一粒の限りなく熱く小さい光のしずくから、さりげなく生まれたとされています」。この文章でびっくりしたのは、「小さい光のしずく」ではなくて、「さりげなく生まれた」という部分です。生命の起源に関して、「さりげなく」という文学的表現をすることに違和感を覚えたのですが、考えてみれば「光のしずく」もまた文学的表現です。

「「さりげなく」といったのは、宇宙そのものの性質の中に、予測しきれない「ゆらぎ」という変動があって、それが原因で生まれたと考えられているからです。／さて、その光のしずくは、ものすごい勢いで膨張しながら温度を下げ、物質の素になる粒子たちに姿を変えました。それが水素の雲になり、雲の粒が、たがいに引きつけ合って雪だるまのように固まると、内部の温度が上がり、水素がヘリウムに変わる反応が始まります。これを核融合反応といいます。」（佐治晴夫「物理――光速を超えて」、伊沢正名ほか『特別授業〝死〟について話そう』河出書房新社、二〇一三年、二〇七―二〇八頁）

そんなことがずっと書いてあります。その後「超新星爆発」が起こり、「その結果、宇宙空間にまき散らされた星のかけらが、ふたたびたがいの引力で結びついて生まれたのが私たちの地球です。そこから、私たちも誕生しました」（同書、二〇八頁）。よくわからない説明ですが、私はそのイメージが好きでした。石炭よりよっぽどいい。もうこれで行こうと思って、いま生命の起源を考えるときには「小さい光のしずく」をイメージしています。

生命の起源に関して何がほんとうに正しいことなのかは、もちろんわかりません。ただ、「わからない」という言葉も好きだし、「わからない」という事態が好きです。「わからない」ことが根本的な真理の原理だと思っています。生命の起源だけではなくて、人間や生命に関するほとんどのことは実はわかっていません。「わからない」と認識することが大事だし、「わからない」という地点から何かが発見される。生命の起源の「光のしずく」の話は、どこかわくわくさせるものがあります。

解剖実習

大学は京都大学医学部に進みましたが、入学したてはみんな怠けていました。そんな医学生たちが必死になるのは、解剖実習の時間でした。解剖教室には、ビニールシートに包まれたホルマリン漬けの遺体があります。それを四人か五人で解剖させてもらうのですが、実習には全員の学生が集まりました。

病死の遺体の前に立つと、人が死ぬという姿が自然と目の前に現れます。解剖させてもらうと、人間の身体はなんといろいろな臓器に満ちているか、と思います。腱や筋や皮膚や、内臓器やリンパ管や血管や神経や、筋肉や関節や骨、すさまじい種類の臓器、組織群によって身体は成り立っている。これは驚きでした。

卵管がんの患者さんが、「卵管ががんになるのなら、卵管なんか要らなんだ」と言うことがあります。まぶたの縁にマイボーム腺という、涙がこぼれ落ちるのを防いだりしている皮脂腺が数十個ありますが、その一つががんになることがあります。そのマイボーム腺がんになった人が、「そんな腺、要らへん。そんなものがなくともモノは見えるし、涙がこぼれるくらいどうでもいい」と言います。がんになると、そんな臓器は要らない、とみんな言いだします。しかし、そういうもののおかげで生命体は存在しているわけです。がんに襲われたその臓器は、私たちの生命を支えてきました。がんができたくらいで、その臓器を要らないとは言えません。がんは、「いのち」を支えていた臓器に、今度は「いのち」を奪う役割を与えます。「いのち」を奪いに来るものによって私たちの「いのち」は支えられている、というパラドックスです。逆に言えば、いまはちゃんと私たちの「いのち」を支えてくれて、味方のように見える臓器も、いつか私たちの「いのち」を奪いに来るということです。

解剖実習で習ったことは、もう一つありました。「あれっ、君のはそっちに曲がってる？　これは同じ反回神経だよね」、「この胃袋、何かえらいちっこいね。そっちのと同じ胃袋?」。実習を行なっていると、そんな疑問が次々に浮かんできます。解剖の教科書はありますが、その教科書の解剖図そのままの患者さんは一人もいません。全員が、標準的な解剖図とはどこかが違います。もちろん、目が二つとか、胃の上に食道があるとか、肝臓や心臓があるとか、そういう大雑把なことは全員に当てはまります。しかし、誰もが標準からはずれている。誰一人として同じではない。当たり前と言えば当たり前ですが、そのことが解剖実習で教えられたことの一つでした。みんな違う。

がん告知のパラドックス

大学を卒業して医者になり、国立京都病院（現・国立病院機構京都医療センター）に研修医として勤務しました。先輩の医者から、「徳永、がんの患者さんに、がんって言うな。せめて嘘をつくのが医者の礼儀だ」と言われました。その頃はがんの告知は一般的ではありませんでした。四〇年以上前のことです。「がんと言われて嬉しいやつがいるか？　胃がんは胃潰瘍、肺がんは肺腺症、肝がんは肝硬変と嘘を言えばいい」という指導を受けました。

がんの患者さんに、「あのう、がんじゃありませんので」とバカまじめな嘘をついていました。回診のたびに、まず「がんじゃありませんから」と言って病室に入っていたら、患者さんに叱られました。「あんた、その枕詞《まくらことば》、うるさいんだよな。あんた、暇なんでしょう。きょうの回診三回めだよ」。「ええ、受け持ち入院患者がいま一人で、他に行くところがないので」と私。「だったらまあ、座んなさい」と、座らされました。

その人は税理士でしたが、「人生では私のほうが先輩だから」と切り出して、「人生の教訓を三つ、教えてあげる」と言いました。「手帳を出せ」と言われて、逐一メモをとりました。「一つ、自分以外の誰も信じるな。二つ、今日の言葉は明日はない。三つ、何の保証人にもなるな、ハンコを押すな」。そのときのメモは、四十数年経ったいまでも、教典のように残っています。

その人は、「がんじゃありませんから頑張りましょう」と励ましているうちに、食道静脈瘤《じょうみゃくりゅう》破裂で血を吐きました。おなかの腫瘤が消えました。先輩は肝がんという見立てでしたが、そうではなかった。腫瘤と思っていたのは、肝硬変のために生じた脾腫《ひしゅ》、脾臓の腫れ上がったもの、でした。急に嬉しくなって、「がんじゃありませんよ」と叫んでいました。患者さんは大量の吐血で冷や汗なのに、医者は喜んでいるという変な光景です。看護婦から「先生、血圧六〇です」と言われても、こちらはがんではなかったのが嬉しい。「頑張りましょう、がんじゃありませんから」。すると、看護婦が「先生、血圧四〇です」と叫ぶ。「えーっ、どこまで下がるんだ」と思いつつ、性懲《しょうこ》りもなく「がんじゃないから！」と言ったときでした。その患者さんがバッと顔を上げて、渾身の力を振り絞って言いました。「またそんなええ加減なことを。私は死にます、死の淵まで行ってきました！」。患者さんのほうは、「医者は嘘をつかなければいけない」という私の心理を最初から見破っていたのです。

その患者さんは一〇時間後に亡くなりました。主治医にならせてもらったのも生まれて初めて、死亡宣告をしたのも生まれて初めてのことでした。

そのときでした。部屋の隅にいたお嬢さんがお父さんのほうに走り寄ったのです。学校も中退、就職も結婚もしない、問題児と言われていたお嬢さんでした。「お父ちゃん、死んだらいけん。死んだらいけん」とベッドの上で死を迎えたお父さんを抱きしめながら叫びます。こちらは死亡を宣告しているのに、「死んだらいけん」とはどういうことだろう、と思いました。このとき、何が印象に残ったかといえば、「またそんなええ加減なことを」と患者さんに怒られたこと、「死んだらいけん」という家族の叫び声がある、ということでした。

その頃、アメリカのキューブラー－ロス『死ぬ瞬間――死にゆく人々との対話』(原著：一九六九年。川口正吉訳、読売新聞社、一九七一年)の話題が国立京都病院にも広がっていました。がんの患者さんに「がん」を宣告すると、患者さんは、「そんなはずはない」とまずは否認する。その後、怒り、取引、抑鬱《よくうつ》という心理的段階を経て、最終的に「受容」が行なわれる、という理論です。キューブラー－ロスの本は世界的に有名になっていましたから、そうやって死は「受容」されていくものだと、私も漠然と思っていました。ところが、既に死んでしまった父親に、娘さんが「お父ちゃん、死んだらいけん」と叫ぶことに圧倒されてしまった。これは本人の受容の問題ではありませんが、その家族の叫び声は四十数年経ったいまでも、当時と同じように大事な叫びとして、心に残っています。

さきほど、ガイドラインや「線」がたくさんある社会になったと申し上げました。その「線」に従えば、死の準備教育は必要でしょう。死について、誰もがある程度心に留めておかなければならないのでしょう。「死んだらいけん」という叫びは、その「線」からはみ出る言葉です。しかし、だからこそ、これが大事だと私は思います。生まれた者は全員必ず死にます。しかし、理屈を超えたその人の心の正直な叫びは何にも代えがたいものです。それは現場にいるからこそわかる。現場にいなければ、人は死ぬものだという原則しかないものと思ってしまう。

死んだ後はこうしてくれ、と生前に意思を表明しておく。あるいはエンディングノートにきちんと書き留めておく。これも「線」の一種です。エンディングノートにはよい点もありますが、私が基本的に嫌いなのは、「線」によって世の中のあらゆることを押さえようとしている点です。拙《つたな》さのなかに生じる本音の言葉は、エンディングノートのなかでは消えてしまいます。いざ事に当たったときの真実の思いなど、平時には思いつきません。生前に認《したた》めたエンディングノートのほうが、本音の言葉や真実の思いよりも大切なのでしょうか。拙かろうが愚かだろうが、矛盾していようが、辛ければ叫べばいい、悲しかったら「悲しい」と言えばいい。

エンディングノートに託そうとする発想は、「自分発」のものではありません。上から下に降りる「線」によって、縛られていく、自分を縛っていく。そういう時代に刻々となってきています。

がん告知の件で、「先生、がんならがんだと言ってください」とのっけから言ってきた患者さんがいました。びっくりしました。文化果つる鳥取にも勇ましい人が現れたものだと思いました。約四〇年前のことです。「どうしてですか」と思わず聞いてみると、「私は長い間、民生委員をやってきましたから」という答えが返ってきました。民生委員とがん告知とどういう関係なのかわかりませんでしたが、その方には、検査でがん細胞は出てきませんでした。ところが、一カ月経った後、細胞診で痰からがん細胞が出てきた。それで、「がんでした」と告知したわけです。「誰が?」、「あなたが。民生委員だから、がんのときは言えって言われましたので。がん細胞が出ました」。その瞬間、患者さんは「わあーっ」と泣きだしました。

この鳥取の人は、エリザベス・キューブラー-ロスの本は読んでない、と思いました。教科書どおりだと、否認、怒り、取引、抑鬱、受容の順番になるはずなのに、いきなり泣きだす。泣くんじゃない、「否認だよ」と思いました。私は、まずいことをしてしまった。世界的にがん患者には告知する時代になったからといって、鳥取でもと思ったのが間違いだった。ここは鳥取なんだ。患者さんが泣き止んだときに、そっと逃げようかと思ったほどです。

ただし、ストンと泣き止みました。「がんと言われて泣いたんじゃない。母は弟を産んで産後の肥立ちが悪く、私が三歳のときに死にました。がんと言われたら死ぬ、と思って、そしたら何か急に天国にいる母の顔が思い浮かんで、それで涙が出てきました」。

その後、この患者さんの看護記録を見てみました。ある看護婦が準夜(三交代勤務で夕方から深夜にかけての時間帯)に訪室します。一一月は夕方五時頃になると暗くなるので、「明かりをつけましょうか」と尋ねると、その患者さんが「いえ、いいです。いずれ電気のない国へ行くけえ」と言った、と書いてあります。別の看護婦の看護記録には、「乗ることもないですが、と言って時刻表を見ている」とあります。暗い。私としては、正義の作法に則って、がんの患者さんにがんを告げたのに、その人を悲しませていることに気づきました。

「がんじゃない」と言ったら「そんなええ加減なことを」と言って怒られた。「がんです」とほんとうのことを言ったら、「乗ることもないですが、と言って時刻表を見ている」。どちらが正しいのか。両方失敗です。臨床はそう答えを出してきます。

問い自体を疑う

臨床でいろいろな人と出会いました。外科から内科に移ってきたおばあちゃんに廊下でばったり会うといきなり、「先生、私の病気は何ですか。外科からは何も聞いていません。がんじゃないなら、がんじゃないってはっきり言ってください」と言われました。お茶汲み場の前でした。「明日言う」と取り繕うこともできずに、とっさに「がんじゃありません」と嘘をつきました。「ああ、よかった。その一言が聞きたかったです」とおばあちゃんは喜んでいます。

ところが後で病室に入ると、おばあちゃんは家族を呼んで、葬式はこうせい、墓はああせい、と指令を飛ばしています。口では「がんじゃない」と言ったものの、私の表情や仕草や目の動きで先方は嘘を察したのかもしれません。実のところ、何が何を伝えるかわかりません。ボディランゲージという言葉があるように、身体の動きが話し言葉や書き言葉よりもずっと多くのことを語ることがあります。

がん告知の問題について、私が決着をつけたのはある年の夏のことでした。山陰海岸の浦富《うらどめ》というところにいくつか民宿があります。そのなかのいちばん汚い民宿に嫁に行った女性がいます。よくもあんな汚い家に嫁に行くわと言われたものの、ご主人と力を合わせて頑張りました。春はワカメを採り、秋は裏山の茸《たけ》採りに行き、料理にも工夫をして民宿は人気が出てきました。そして、がんにならないようにと、ご主人と毎日タンポポのお茶を飲んでいました。

その方が茸採りに行ったときに、「あんた、顔色が悪いで」と仲間のおばあちゃんから言われ、病院にやってきます。私が胃カメラの当番でした。明らかに胃がんでしたが、がんだとは言えず「手術したほうがいいと思います」と説明しました。大阪の病院の検査室で娘が働いているので、その病院で手術したいと言われて紹介状を書きました。

それから二カ月くらい経った頃でしょうか、一人の女性が術後の腸閉塞のために救急車で運ばれてきました。私がたまたま当直でした。あの民宿の女性でした。絶食してもらって幾つかの処置をしたところ一週間で改善し、二週間後には退院できることになりました。退院のときに彼女にこう言われました。「先生、がんでねぇ。治ってよかった、助かりました」。「がんということ、誰かから聞かれたのですか」と聞くと、医者からも看護婦からも何も聞いていないと言います。

「大阪の病院で、術後に点滴セットをロビーまで持っていったら誰もいなくて、主人と二人で座っていたんです。それで私が主人に「いけなんだだか?」と聞くと、主人が「なあー、タンポポのお茶飲んどったのになあ」って。「ほんとかあ」。それで知ったんです。」

これにはびっくりしました。ハッとする思いでした。誰も宣告や告知をしていないのに、その患者さんはなぜか知ってしまった。二人の会話、「いけなんだだか?」、「タンポポのお茶飲んどったのになあ」、「ほんとかあ」。会話はこの三つだけ、それがすべてでした。

これは、私のなかではちょっとした事件でした。告げるのが正しいのか、隠すのが正しいのか、そんなことばかり考えていたときのことです。つまりこういうことです。誰も宣告や告知をしていない。誰も「告げる」も「伝える」もしていないのに、いつのまにか「伝わる」。「伝える」は他動詞、「伝わる」は自動詞です。がんの告知というのは、コミュニケーションのなかでも特殊なケースですが、そこにも一般のコミュニケーションと同じように、「自ずからなる」自動詞の豊かな世界があるということを知りました。

がんは告げるべきか、隠すべきか、どちらが正しいかという問いそれ自体が間違っていることに気がつきました。問いというのは、いつも正しいと思っていました。「問われたら、答えねばならん」と考えてしまうのは、入学試験のせいだと私は思います。○か×かという訓練を小・中・高を通して受けてくると、人間の頭はそれに合わせて単色になる。おそらく皆さんの頭も単色になっているでしょう。単色な頭ではもう社会を生き抜いていくことが難しくなっているはずです。問いに対する盲信を捨てましょう。

問いそれ自体が間違っていることは結構あるものです。答える前にまず、その問いは正しいのか、成り立つのか、問いそのものを疑って考えることから始めなければならないと思います。それができずに、問いに振り回されて、正しい答えがあるのは当然であるかのように、○だ×だ△だと答えを探そうとするのは、学ぶ者の「劣化」、「質の低下」という事態です。問いを疑うことから始める、それを私は患者さんから教わりました。

第三節　「いのち」の現場へ

死を見つめる

七夕のことを話します。鳥取赤十字病院で、まだはっきりと緩和ケアの体制ができていないときから、七夕になると、寝たきりの人や車椅子の人に小さい面談室へ来てもらって七夕の行事をしていました。「笹の葉さらさら」を歌ったり、オルガンを弾いたり、短冊を持ち寄ってみたりする。そのなかには、がん末期の人もいます。たまたま私がそこを通ったら、婦長から「先生、いいところに通られました。先生から何か一言、患者さんに」と言われました。「皆さーん、死ってこわくなんかないですよね。きょうは七夕、さあ一緒に、口を揃えて言ってみましょう。「死んだら星になるんだぞー」」。シーンと静まりかえってしまいました。婦長が私の白衣の袖を引っ張りました。全然受けなかった。みんな死にたくないのです。私一人が浮いている。そうとわかって、パッと話題を切り換えました。

会場にはスイカが切ってありました。鳥取は大栄町《だいえいちょう》(現・北栄町《ほくえい》)がスイカの産地です。「皆さん、口を揃えて言ってみましょう。「大栄町のスイカを食べたら、病気は治るぞー」」。みんなが「大栄町のスイカを食べたら、病気は治るぞー」と唱和します。やっぱり、みんな治りたいのだと知りました。いいことを言った、と思ったのに、また婦長に白衣の袖を引っ張られました。「先生、これ、大栄町じゃないんです。熊本なんです」。

人は治りたいと思っている。当たり前だろうと思われるかもしれません。しかし、これだけずっと臨床で亡くなる人ばかり見て、死亡診断書ばかり書いていると、人は死ぬのが普通に見えてきます。みんないずれ死んでいくのだから、その死をどうやってよい死にするかを考えます。そこに、「人は治りたいと思っている、生きたいと思っている」という当たり前のことを突きつけられると、改めて感慨深いものがあります。

ちょうどその頃、外科医から、「徳永、代わってくれ」と言われました。「尊厳死を、尊厳死を、とばっかり言う中野さんという患者がおってね。もう肺がん手術は済んだ。外科医としてはすることがない。行くたびに尊厳死をと言われて困っている。頼むよ」と言われて、その「尊厳死を」の患者さんを診ることになりました。内科病棟のその病室に行きますと、七八歳の肺がん手術後の患者さんがいました。「はじめまして、内科の徳永です」と挨拶をすると、すかさず「先生、尊厳死を」。あっ、やっぱり同じことをおっしゃる、と思いました。昼に「具合はどうですか。痛みは?」と聞くと、「尊厳死を」。夕に「夕食食べられますか。便通はどうですか」と聞くと、「尊厳死を」。ほんとうに尊厳死のことしかおっしゃいません。

私はあるとき、「中野さん、死ぬくらいで泣かないでよ。階段からこけて膝すりむいたり、パチンコで四万円負けたんなら泣いてもいいけどさ」と言いました。お連れ合いがそこにいたので、「おばあちゃん、中野さんが好きな食べ物とか、趣味とか、会いたい人とか、何かないですか。尊厳死ばっかりなので」と聞くと、「そうなんです。主人は、こんな人じゃなかったのに」と言った後、「あっ、好きな人がいます」と思いついてくれました。「京都の女子大学に行っている孫娘、七月の終わりに帰ってくるんです。その子のことは大好きです」。「中野さん、お孫さんが好きですか」と聞くと、

「うん」と頷《うなず》きました。今度ばかりは「尊厳死を」と言わなかった。「お孫さんの名前は?」と聞くと、「ゆか」とはっきりと答えます。「尊厳死を」ではない言葉がやっと出てきたと思って、ほっとしました。

「尊厳死を」は、さきほど言った「線」の言葉です。上から出てくるガイドラインでつくられた言葉、「いのち」のない規定語、機械語です。それに対して、「ゆか」は、その人の独自の言葉、大切な固有名詞、つまり「いのち」のある言葉です。どちらの言葉が出てくるか、そこが臨床という場での問題です。

その「尊厳死を」の人は、七月の終わりの夜一〇時、孫のゆかさんが京都から帰ってきて、会うことができました。ゆかさんが病室からラウンジに出たときに、「会った?」と尋ねました。「会いました。四月に会ったときに比べて、とっても痩せていて。先生、おじいちゃん、治らないんですか」。私は「ううん、おじいちゃん、もう死ぬ。あなたが、おじいちゃんの亡くなるのを見てあげて」と答えました。「おじいちゃん、何か言った?」、「ええ、言いました」。また、「尊厳死を」かと心配しながら「何て?」と聞きました。「「ゆか、お帰り。ゆか、勉強しょうるか」って言いました」。拍手、です。そういう言葉が、この人のなかにもちゃんとある。

死をしっかりと見るように、私は彼女に言いました。死を見ずに大人になっていくのと、死をちゃんと見て自分の人生を生きていくのとでは大きな差です。遺体を見ることも大事ですが、死んでいく人の過程を見ることはもっと大事なことです。学校の授業では決して得られないものを教えてくれます。

「死に目に会いたい」というのは「看取りコンプレックス」だと言って上野千鶴子さんは冷やかしますが（上野千鶴子『おひとりさまの最期』朝日新聞出版、二〇一五年、二八―二九頁）、実は、死ぬ間際の呼吸は、見られないことが多い。死に目というものは、なかなか見えにくいものです。もちろん、最後の呼吸を見ることができれば、あのようにして自分も世を去るのだとわかり、ありがたいことです。それがかなわなくても、死の瞬間の辺り、間際の辺りにいたことが大事だと思います。

二つの感情労働

医療、看護、介護の仕事は、「感情労働」と言われています。「ああ、つらいですね、痛いですね、イライラしませんか、夜眠れませんか」と言って、背中をさすったりするのを「感情労働」と言います。労働のなかで、肉体労働とも精神労働とも言い難いもので、「感情労働」はいいネーミングだと思います。感情労働にも、一応の作法、マニュアルがあります。「患者さま、いかがですか。何かおっしゃることがあったら聞きますから言ってくださいね。傾聴します」。こんな感じでしょうか。ところが、それでは物事は動きません。

私は、作法、マニュアルに則ったものを「第一感情労働」と名づけています。そうではない感情労働もあります。医療者と患者さんやその家族との間に信頼関係が深まっていくと、患者さんが亡くなったときに、「やり通したね、頑張ったね」と言って、医療者と患者さん家族が抱き合うことがあります。そんな関係を築くことができるような、生身の人間を相手にした感情労働を、私は「第二感情労働」と勝手に名づけています。

つまり、「第一感情労働」は、とりあえず優しいふり（失礼！）をすること、人工の優しさを振る舞うことです。最低限の優しさ。「第二感情労働」は、「ラポール rapport」＊という信頼関係まで辿り着けるかどうかが勝負で、職業人としてのチャレンジです。きれいにまとめようと思って、「患者さま、いかがですか」みたいに言うのは、私から見ればインチキです。患者に「さま」をつける病院は、だいたいインチキだと思っていい。「さま」で事を済まそうというのが「第一感情労働」の一つの象徴だと思います。

＊「この（患者と医療者の）信頼関係を、「ラポール」と言います。ラポールなくしては、患者のニーズはわかりません。特に心の深いところに隠された秘密や深い傷など、死に至るまでに整理し解決したい問題は、なかなか心を開いて話してはくれないものです。」（河野博臣『新版 死の臨床』医学書院、一九八九年、六九頁）

二つの感情労働の違いを簡単に説明すれば、「第一感情労働」の人は、朝、患者さんを訪問したら、その夜のことが気になっても、二度訪れることはしません。一日一回訪問というノルマを果たしているからです。「第二感情労働」の人は、たとえば下血《げけつ》が気になれば、もう一度訪れます。実際に、そのために患者さんが助かることが多いのです。「あなたが昼と夕方に来てくれて、お湯で拭いたり足浴をしてくれたりしたおかげで、夜も寝られました」と感謝されたら、信頼関係は築かれてきます。

同じ「感情労働」とはいっても、深さが違います。

河合隼雄《かわいはやお》さんは、「人間は「人工物」ではない」（河合隼雄『中年クライシス』朝日新聞社、一九九三年、一七三頁）と言って、人間に自然に備わっている「ワイルドな優しさ」（同書、五七頁）の重要性を主張しています。「人工の優しさ」と「野生の優しさ」として対比してみると、「人工の優しさ」のほうは、いうなれば、「医療者は、患者さまに優しくせねばならない」というお決まりがまずあって、それに基づいて優しいふりをすることです。もう一つの優しさは、体ごとぶつかっていって、その人を守ろうとする優しさ、人間と人間が本気でぶつかっていくときにできる野生っぽい優しさです。こう考えれば、私がいままで言ってきた「第一」と「第二」の感情労働の違いと随分重なっているように思います。一般に、社会では、「人工の優しさ」でもって優しさは済まされてきています。保育士が足りていればそれでいい。保育士の不足という問題があったら給料上げようと言う。介護士の場合でも似たような状況があります。現実の深みはそこでは誰も問わない。とりあえず形式的に数合わせだけが行なわれます。ケアって、そんなことではない、深くて、豊かな感情労働なのに。

安楽死ととまどい

日本では安楽死については、一定の要件を満たしたら違法性を問わないという「線」があります。現場はどうなっているかというと、そんな「線」のことはほとんど考えていません。もちろん、安楽死をさせる気はさらさらありません。ただし、死に向かって、みんなで相談しながら近づいていくことはあります。*

＊「医療者は安楽死を許してはならないという定義に出会った。「どんな場合であっても、死がその体全体をおおわない限りは医療者は患者を生かすという至上命令の中で、できる最大限のことをその患者にすべきだ」――これがその定義だった。／しかしぼくは、この定義の正しさを正しすぎると思った。確かにそれは正しい。しかし、解決が不可能な事情が複雑にいりくんでいて、現場でそれを貫くことは難しい。そして、

現場で働くもののむなしさはこの定義だけでは解決されない。」（徳永進『死の中の笑み』ゆみる出版、一九八二年、二一九頁）

アメリカ合衆国ミシガン州の医師ケヴォーキアンは、がんの末期患者等、自死の希望者のために自殺幇助《ほうじょ》用の点滴装置を独自につくりました。患者本人がスイッチを押すと、自動的に、麻酔剤のラボナール、つづいて塩化カリウムが体内に入って死に至る装置です。こうした装置を使って一〇〇人以上の自死が実現したと言われています。

自殺幇助については、起訴はされたものの有罪とはならなかったのですが、一九九八年にケヴォーキアンの行為が大事件になります。自死を願った人が重度のALS（筋萎縮性側索硬化症）患者で装置のスイッチを自分で押すことができないために、ケヴォーキアン自身が塩化カリウムを注入したのです。これはもはや自殺幇助ではなく、積極的安楽死です。その映像は、彼自身が持ち込んで、CBSのテレビ番組で放映されました。結局、彼は、殺人罪で一〇年から二五年の不定期拘禁刑に処されることになりました。

ケヴォーキアンは、「瀕死の人々に静謐かつ尊厳ある死と完全に倫理的な対応を提供することを目的とした」（キヴォーキアン『死を処方する』松田和也訳、青土社、一九九九年、二七八頁）自殺センターをつくることを提案しています。彼は、死を望む人たちに医師として死を与えることが倫理に適っているという揺るぎない信念をもっていました。

本人の意思、家族の意思、看護師や医師の意思が一致していれば、何も問題ないではないか、という議論もありうると思います。そうした場合には、尊厳死や安楽死を許可する法律ができてもよいと思う人もいるかもしれません。しかし、CBSの番組の映像を見て私が思ったいちばん大きな問題は、ケヴォーキアンのなかに「とまどい」がないということでした。

人が生きるか死ぬかというときに、「これはどうしよう」、「いまはやめようか」といった「とまどい」があってはじめて、物事は運んでいきます。「とまどい」を欠いて正義の理念だけでやると、とんでもないことになりかねません。「医師の合意」など大したものではありません。どうにでもなるもので、重みがない。大事なのは、その場その場の気配であり、みんなの気持ちです。それは数値では表せません。はっきりとした形をとらないものです。これは許されるか、許しにくいかという曖昧さが重要だと私は思っています。正しいか、正しくないか、ではないのです。そもそも、「正しい」という言葉が臨床の現場には馴染《なじ》みません。

ケヴォーキアンのように「とまどい」がない人は、医師として大きな問題があります。臨床の現場では、「正義」を振りかざすような人ははた迷惑です。「正義」は怖いものです。「正義」によらずに、その時々にみんなで判断をつくっていくしかありません。それが現場の論理です。ですから、医師は自分が無罪になることを望んではいけません。万が一には有罪になることをも覚悟したうえで、どうやって「正義」を貫くかではなく、どうやって人々を納得させる方法をつくっていくか、が問われています。ケヴォーキアンだけを「とまどいがない」と責めても仕方がありません。「じゃ、あなたは?」と切り返されたときに、どうするか。目の前に苦しみ悶えている人がいるときに、「苦しみなさい、命の果てまで」とは言えません。

向光性と向地性

あるとき、病院でがんと診断された五六歳の男性が私の診療所を訪れました。肝臓に浸潤しているので手術はできないと言われたそうです。「先生、私は、死は受容しましたけれども、最後の緩和ケアは野の花診療所でやってください。自分は米屋をやっていて、しばらく配達の仕事をつづけたいので、在宅ホスピスでお願いします」。彼は米の配達をしながら、がんの末期を家で過ごすことになりました。がんの末期だからといって、病院やホスピスに入らなければいけないということはありません。米屋をつづけながら家で末期を生きる、これはファインプレーです。人によってさまざまなメニューがあり、自分に合ったものをつくっていけばいいわけです。

来院されたときに、「食べられましたか」と聞くと、「おい、おかあ、わし食べれたかいな」とおかあのほうを見る。「おかあじゃなしに、あなたが食べられたかどうかです」。奥さんが「おかゆ一杯と梅干しでしたが」と答えて、その人のほうは「ああ。だそうです」と答えるだけです。「ウンチ出ましたか」。「おい、おかあ、わし、ウンチ出たか」。「おかあじゃない。あなたがウンチ出たかですよ」。「なかなか出んで、レシカルボン坐薬というのを入れたら、こんなのビッと出ましたが」。「だそうです」。「昨日の夜は眠れましたか」。「おい、おかあ、わしは夜寝たかいな」。「おかあじゃなしに、あなたです」。「寝れんと言ったので、一の睡眠薬を飲みましたがダメで、二のちょっと強いのを飲んだら五時まで寝られました」。「だそうです」。

こんな調子で、「自分の意思をもたない」という方法の人でした。医師としては、患者さん本人の意思を直接確かめられないので釈然としませんが、実はなかなかにうまい方法なのかもしれません。

自分の意思をもたないという方法で生きていけば、上からも周りからも責められることがありません。

その人がいよいよになられたときにご自宅を訪問すると、なんと土下座をしてこう言います。「先生、この場になってお恥ずかしゅうござんすが、わし、生きとうござんす」。圧倒されました。死を受容したという人、おかあに任せて自分の意思をもたないように生きてきた人が、弱って死を間近に感じたときに、開き直る。こちらのほうが動揺してしまいます。「お恥ずかしゅうござんすが」と「生きとうござんす」が鮮やかでした。

がんの末期ですと、死を覚悟し整理もした、という態度が正しい姿のように思われがちです。正しいかどうかというよりも、自然にそうできる人たちもいます。その真反対かのように、土下座までして「恥ずかしいけど生きたい」と言った人は初めてでした。

そのとき思ったのは、ユウガオの種でした。ユウガオの種は芽を出します。いろいろな障害物を越えながら、光のほうに向かってつるを伸ばしていきます。そうして花を咲かせて、最後に、ゆっくりとつるの先端は地に落ちる。途中、いろいろな障害を撥《は》ねつけながら光に向かうという意味では「向光性」です。それが地に落ち、無になる。「向地性」「向無性」、あるいは「向死性」をもっているとも言えます。同じ種が相反するものを秘めている。ユウガオの種も、一つの「いのち」であるということです。

無意味な「いのち」の意味

ある家族から電話がありました。「先生、意識のない五二歳の弟が六年間、胃瘻で生きています。

病院の職員は事務的にそれをやっているだけで、何の言葉もかけません。あんなふうにして生きている弟に、生きている意味があるでしょうか。先生のところで、受け入れてもらえませんか」。「先生、この弟をもう死なせてください」——そう言っているように聞こえました。

胃瘻を点滴に代えてカロリーを少なくすれば亡くなるかな、とちょっと悪魔の心をもって、その人を迎えました。ふっと見ると、男の人でしたが、何となくかわいい顔をしていました。こんなかわいい人に安楽死みたいなことをするわけにはいかん、と思いました。もちろん安楽死をさせたことはありません。とりあえず胃瘻はやめて点滴に代えました。

その部屋に、その時代のアイドル、天地真理と山口百恵と桜田淳子のブロマイドを看護婦が持ってきて貼りました。その途端に、安楽死はいかにあるべきかを考える深刻な部屋から、ほんわかとした部屋に変わります。流行《はや》りの音楽も流れました。おしっこの管を替えるときに、看護婦がうまくできずに出血させたことがありました。こんなことで死なせてはならないと思ったけれども、なかなか入らない。泌尿器科の医師が来て処置してくれました。そうこうするうち、肺炎が生じた。肺炎で死なせてはいけないと思って、抗生剤を投与しました。「どうか死なせてください」と来た患者さんを、「はっ、はい、わかった」と言って受け入れた私が、この人を生かさねばならんという場面に何回も出会うことになります。臨床って、こんなことです。

お風呂に入れたり、ケアをしたりしていると、その人はしゃべりませんから医療者にはすごくありがたい。いろいろな揉め事は言葉によって起こります。その人は、何もしゃべらないために、病室はみんながほっとする部屋になりました。重労働をしている看護婦たちが、その部屋に入ると音楽を変えてみたり、アロマをやってみたり、花を飾ってみたりする。他の人の部屋では優しく声をかけられないこともあるのに、進んで「どーお？」と言って、手を握ったり、足を拭いてあげたりする。そこでは自分が癒されると言うのです。家族の気持ちも変わります。私が「ごめんね、長くなっちゃって」とお姉さんに謝ると、「そんなことはありません。ここに来られただけで心が救われました。ほっとしました。だから、生きてくれてていいです」と言います。

三カ月後に亡くなられるんですが、そのとき、お姉さんにこう言われました。「こんな穏やかな死を経験できるとは思っていませんでした。前の病院では躁鬱病（双極性障害）のために首吊り自殺を図りました。総合病院に運んで救命蘇生で生き返ったのですが、戻った病院は責任上とにかく生かせようとしていましたが、事務的でした。もうそんな「いのち」に意味があるのかと思っていました。でも、ここに来て救われました。弟には生きていてほしいと思いました。九〇日生きて、こんな穏やかな死に出会えるとは思ってもみなかったです」。生きる意味を失ったかのように見えた「いのち」に大きな意味を感じたということでした。

「線」を引く社会の、その「線」の間にあるものが大きいということを改めて学びます。

第四節　国語の授業

ハンセン病との出会い

高校二年生のとき、耳の遠い国語の教師が、ある短歌を授業中に読みました。その歌が大変印象的でした。

幼なくて 癩病む謂れ 問ひつめて 母を泣かせし 夜の天の河

教師は、自分が難聴なものだから、廊下でも聞こえるような大きな声です。「夏祭りの夜、何か催し物があったのでしょう、「僕もそっちに行きたい」と子どもの頃の作者が言うと、お母さんが「いけん、そっちに行ったらいけん」と止める。「なんで僕は夏祭りに行ったらいけんだ」と言ってお母さんを泣かせたんでしょうねー」と教師も悲しそうに解説した。ハンセン病は当時、「癩《らい》」と言っていました。この歌が私とハンセン病との出会いでした。悲しみが残りました。

私はその後、京都で浪人生活を送りました。下宿の先輩が、同志社大学文学部の鶴見俊輔さんのゼミの学生でした。鶴見さんから、ハンセン病のロシア人が東京のＹＭＣＡで宿泊を拒否された場面に遭遇したという話を聞いたと言います。説明をしても聞き入れてもらえず、結局、他の宿に泊まったそうです。鶴見さんは、夜行で京都に帰ってきて、同志社の授業でその話をした。そうしたら、「許せん」と思った学生がなかにいた。ハンセン病が治った回復者の家を建てると言いだした。奈良にある神道の「大倭《おおやまと》」の広大な敷地のなかに回復者の家を建てようとしますが、途中で周辺の住民から反対運動が起こります。ハンセン病の人が来て病気がうつったらどうするんだと詰問され、それはもうないと説明しても納得してもらえない。途中まで建てた家を壊したりしながら、何とか建てていくことになります。そのときに、下宿の先輩に誘われて、回復者の家を建てる現場に行きました。高校の国語の授業で聞いて以来、ハンセン病と再び出会うことになります。

現場に行きますと、ブロックを積んで、セメントをこねていました。その仲間のなかにはハンセン病療養所の人もいました。一緒に建てていたわけです。囲碁将棋大会もやりました。関西の学生囲碁将棋部とハンセン病療養所の囲碁将棋部とが対局をします。学生がピシッと碁石を打つのに対して、ハンセン病の人は指の後遺症のためにスプーンを持っていて、スプーンで碁石をポロッと落とす。なかなかおもしろい対局でした。その囲碁将棋大会が縁で、学生たちが岡山にある国立ハンセン病療養所・長島愛生園《ながしまあいせいえん》に招待されることになります。

長島愛生園を訪問

私も、長島愛生園に行ってきました。ハンセン病の後遺症は強くて、指も落ちます。握手も手のひらでする。拍手も。「手のひらだけの手」という俳句を詠んでいる患者さんもいます。末梢神経に病気が出るので、耳が大きかったり、唇が垂れたり、顔に変形が来ます。目は失明しますし、足も下垂します。強い変形を刻んでおられる人たちが多く、驚きました。同時に、ここはほんとうに大事な島だとも思いました。

患者さんと仲良くなってきて、もう菌は陰性なので、夜は患者棟の空き部屋に泊まります。すると、患者さんが夢のなかに現れます。「おい、徳永君、人間は平等か」と聞く。「ええ、平等です」と言うと、鳥になった患者さんが私の顔をなめる。「差別はよくないか」、「よくありません」。またなめられる。「差別はいけません、平等です。でも、なめるのはやめてくれませんか」と言うと、またペロペロとなめられる。夢のなかで私は拷問されている。「お前だけ幸せだったらええんか」、「いえ、それはいけません」。「指がなかったら人間じゃないんか」、「いえ人間です」。「義足だったら人間じゃないんか」、「いえ人間です」。「家族や故郷の人から嫌われてたら人間じゃないんか」、「いえ人間です」。ペロッ。「じゃあ、人間の定義は何だ。お前の人間の定義、言ってみろ」。夢のなかの鳥に脅される。パッと目が覚めて、夢だとわかったときに、自分が怖がっていることに気づきます。差別はよくないと思い、長島愛生園でも平等に接しているつもりなのに、部屋に泊めてもらっただけで怖がっていたわけです。俺って、大したヤツじゃないわー、と思いました。

鳥取出身の人がいるのにびっくりしました。同郷の人だと急に懐かしくなって、鳥取弁でしゃべります。そうすると、「徳永さんの鳥取弁、懐かしいわあ。何でもええけ、鳥取弁でしゃべってえな。大山《だいせん》はまだありますか」と言う。「大山はまだあります。山崩れになったって聞いてないし」。「日本海は残っとるかな」、「はい、波があって、瀬戸内海とは違いますが。ありますよ」。「千代川《せんだい》は流れとるかな」、「断水になっとらんけ、流れとるでしょう」。「船岡の××神社の大きなクスノキ、ありますか」、「知りません、その神社」。あの山が懐かしい、あの川が懐かしいと言う。その質問のシンプルさ、問いの単純さに打たれました。ハンセン病のために収容されて、故郷には長い間帰っていない心情が伝わってきます。

びっくりする話が強制収容生活のなかにはたくさんあります。さきほど「方法としての故郷」と言いましたが、鳥取の人だったら会って話を聞かせてもらえるかもしれないと思いました。日本全体のハンセン病の皆さんから話を聞くほどの器はありませんが、鳥取の人だったら「聞かんといけん」、その責任があると思ったわけです。それで、全国の療養所をまわって鳥取出身の人から話を聞くことになりました。それが、『隔離――らいを病んだ故郷の人たち』（ゆみる出版、一九八二年）という本になりました。

なかには一人だけ、故郷に帰ってお葬式をあげた人がいます。入所者の県人会長をしていた人です。しかし、鳥取で受け入れるのはなかなか難しいことでした。大阪では何人か帰っている人がいます。東京にもいるかもしれません。ハンセン病にも種類が幾つかあります。菌が少なく神経麻痺だけの人には、社会復帰して普通に住んでいる人もいます。長島愛生園のなかに岡山県立邑久《おく》高校新良田《にいらだ》教室が一九五五年に開校されて、一九八七年に閉校するまでの三二年間、多くの生徒を育てました。その教室を卒業した軽症者のなかには医師や看護師になった人も何名かいます。ただし、そのことを公表する人はいません。

最近、熊本・菊池《きくち》恵楓園《けいふうえん》の機関誌『菊池野』を見たら、全国の療養所入所者数が一五七七人とありました。しばらく長島愛生園やハンセン病のことから離れていましたが、その人数を見てドキッとしました。私たちが学生のときには、全国一三の国立ハンセン病療養所と、二つの私立ハンセン病院の入所者は一万人以上いました。強制隔離を義務づけた「らい予防法」が一九九六年に廃止されましたが、そのときの入所者数が約五五〇〇人でした。

その数が一五七七人に減ったことを知ったときに、「らい詩人集団」の島田等さんの言葉を思い出しました。「私たちは二〇二五年、日本から消滅します。長島愛生園は感謝の印に老人施設を、多磨《たま》全生園《ぜんしょうえん》は感謝の印に森を残して去ります」。私は、その「感謝の印に」という部分が気になりました。こちらが強制収容した側ですから、感謝されるいわれはありません。なぜ強制収容をしたのか。「らいだったから」。それだけです。

ハンセン病はそれほど怖い病気ではありませんでした。しかし、「汚《けが》す」と思われた。富国強兵、祖国浄化の時代に、ハンセン病は両方にひっかかりました。戦争に行っても戦う力にならないし、「汚れている」。医師の光田健輔《みつだけんすけ》らを筆頭とする人たちが、強制収容、終生隔離政策を遂行していきます。らいと疑われたら、直ちに収容されました。主に夜、駅に集められて、貨物列車で岡山まで運ばれ、そこに待機していたジープに乗せられて日生《ひなせ》に着き、ポンポン船に乗って島に行く。裸にされ、クレゾールのお風呂に入れられ、盲縞《めくらじま》の服を着せられる。そして、「名前は何にする？」と尋ねられます。「ここでは自分の名前を名乗らない。みんな偽名だよ」と言われて、芸能人のような名前をつけることになります。

持ち金は全部とられます。会いに来る人はほとんどいません。療養所内で結婚は許されるものの、断種を命じられます。島を脱走しようとすれば、捕まって牢屋に入れられます。「悪質」とみなされた場合は厳寒の草津(群馬県)に送られます。処刑はされなくても、凍死させられます。

そういう歴史も、一五七七人にまで減れば、もう終わると思いました。平均年齢は八五歳です。これから一〇年も経てば、日本からハンセン病は消滅すると思って、その前に療養所の皆さんは何を思い、考えているのか聞いてみたいと思いました。八〇年前からの怒りをずっともっているのかどうか。一年経ってから、各療養所の入所者自治会に人数を聞いてみたところ、二〇一七年六月現在、一四六一人だそうです。一年間に一一六人が他界されています。この流れでいくと、十何年か後にはゼロになるでしょう。

何が残るかという問題があります。国立療養所の敷地は減らすな、と元患者さんの入所者自治会は主張していますが、国は別のことを考えているようです。ただし、少なくとも納骨堂だけは残すことを約束しています。家の墓に帰れないので、各療養所には納骨堂があります。そこに納められているお骨《こつ》の数が一万近くです。

明治期には患者さんが三万人いたというハンセン病が日本から消滅しようとしています。いまは終焉期です。その終焉期を生きている人たちの気持ちを聞こうと思いました。ただ、療養所の様子を知っている人は、みな身体障害になっています。認知症も起こり、骨折などしないように、病室には落下防止センサーがついています。ベッドから落ちそうになったときに、そのセンサーが鳴って看護師が駆けつけることになっています。このセンサーは国内のさまざまな老人施設で普及しています。転倒事故による大腿骨頸部《けいぶ》骨折が頻繁に起こるので、その賠償責任を逃れるためです。ハンセン病療養所にその落下防止センサーをつけるくらいなら、七〇年前、八〇年前に故郷に落下防止センサーをつけておいてくれたらよかったと思いました。故郷から落下することにはセンサーをつけず、強制的に隔離、収容しました。

アンケートのなかの相反する感情

ハンセン病療養所の入所者の人たちに配ったハガキには、こう書いておきました。

「私たちが思いついたのは小さな事です。皆さんに「今何を感じられているか、何を思っておられるか、その心境を短い言葉で表わしてもらえないでしょうか」ということです。故郷や家や家族を奪われた悲しみや怒りは、癒えるものではないと思います。終焉を前に、皆さんがどんなお気持ちを持っておられるのか一言、送っていただけませんでしょうか。／私たちはその言葉に耳を傾け、心に刻み、社会に残せたらと思います。今やもう怒りではないことも想像します。本音の気持ちを一行でも一語でも、用意したハガキに記入し（二〇文字まで）、投函していただけませんでしょうか。集まった皆さんのハガキは、二〇一七年六月二四日、大阪のＹＭＣＡ会館で開かれるフォーラム、「それでも人生にイエス、か？」で発表させていただけたらと思います。」

また、「今の気持ち、該当するもの」を1－10のなかから選んでください（複数回答可）ともお願いしました。

「1　差別、許せない／2　赦します／3　お母さーん／4　故郷に帰りたい／5　あきらめている／6　ありがとう（感謝）／7　さようなら／8　呆けたくないな／9　この病気のおかげ、もあります／10　年取って、何が何だか、わからない」

まず、多くの人が身体不自由ですから、このアンケートは一四六一人全員には届かないと思っていました。指がない、目が見えない人は、付き添いの人に書いてもらうしかありません。フォーラムで展示するにしても、五〇枚はないと格好

1	差別，許せない	285 人	58%
2	赦します	62 人	13%
3	お母さーん	80 人	16%
4	故郷に帰りたい	100 人	20%
5	あきらめている	175 人	35%
6	ありがとう（感謝）	213 人	43%
7	さようなら	34 人	7%
8	呆けたくないな	162 人	33%
9	この病気のおかげ，もあります	81 人	16%
10	年取って，何が何だか，わからない	56 人	11%

がつかないので、何枚返ってくるか心配していましたが、四九四枚返ってきました。予想外の反応でした。「このアンケートを何のためにしているのかわからん、意味がない」という批判ももちろんありましたし、無回答もありましたが、いずれにしても四九四人の人たちが回答を寄せてくれました。

表(前頁)を見てください。「差別、許せない」が二八五人、五八%。「赦します」六二人。「お母さーん」八〇人。「故郷に帰りたい」一〇〇人。「あきらめている」一七五人。「ありがとう」二二三人。「さようなら」三四人。「呆けたくないな」一六二人。「この病気のおかげ、もあります」八一人。「年取って、何が何だか、わからない」五六人。こういう結果でした。アンケートをした趣旨がわかりにくいものでしたので、書くほうも難しかったと思います。

皆さんは、このアンケートの結果を見て、何に驚きますか。私が思ったのは、「ありがとう」を選んだ人が四三%もいたことです。差別され、故郷を奪われ、強制収容されて、なおかつ「ありがとう」を選んでいます。「あきらめている」も三五%としっかりあります。「差別、許せない」は、それほど多くないのではと予想していたのですが、五八%でいちばん多い。半数以上の人が、いまだに「差別、許せない」という思いを抱いています。「差別、許せない」と「ありがとう」の両方を選んだ人が一一二人、二三%でした。五人に一人は二つの相反する感情を併せもっています。なぜ、差別が許せないのに、いっぽうで「ありがとう」と言えるのか。ここは考えないといけないところだと思います。

「さようなら」という選択肢を入れておきました。ホスピスチャプレンの沼野尚美さんは、死を迎える患者さんと家族の間で五つの言葉を交わすように勧めているそうです。「ありがとう」、「私はあなたを許します」、「ごめんなさい」、「愛しています」、「さようなら」です(沼野尚美『癒されて旅立ちたい――ホスピスチャプレン物語』佼成出版社、二〇〇二年、一一二頁)。日本では「ありがとう」が多くて、「愛しています」はなかなか言いません。「さようなら」もあるかもしれないと思って、今回のアンケートの選択肢に入れておきました。ハンセン病が消滅するというとき、「さようなら」を選んだ人は、もうああだこうだ言わないという態度なのでしょう。「許せない」とも「ありがとう」とも言わず、そっと去りますということでしょう。三四人、七％の人が多くを語らず、「さようなら」を選びました。

このアンケート結果をどう分析するのが正しいということはありません。ただ言えることは、世界のなかで最後まで残ったハンセン病強制隔離政策で、多くの患者を苦しめ、悲しませてきたにもかかわらず、それに対する責任を誰もとらなかったということです。今後どうしたらいいかも考えていない。たとえば一四六一人がいまも療養所にいて、やがて死んでいくという事態に対して、誰も何も考えないし、何もしない。自分はどうか、と問うてみれば、私も悩んではいても、何をしていいのかわかりません。島に行ってみても、認知症の人が多くなっていて、もうあまり意味はありません。何をどう残すかという大問題に答えあぐねています。

日本人の多くが、ハンセン病の人が友だちにいると気軽に言えるようになるには、どうしたらいいのか。「あの人が亡くなった」という知らせを受けて、「じゃあ、ちょっとそこの療養所に行ってみようか」と思う人がどれだけいるのか。それで、何がどう変わるのかと言われると答えに窮しますが、私たちは無関心が好きなようです。自分に影響のない、他人の不幸には、「まあ、お気の毒」と言いつつも、自分に降りかからないことに「ああ、よかった」と思う。「人権」という言葉は硬すぎて似合わないかもしれませんが、他人が悲しい思いをしているときに何かお互いにバックアップをしていく姿勢をとらなければいけないのではないか。

阪神・淡路大震災や東日本大震災のときには、日本人は結構動きました。メディアも動いた。しかし、ハンセン病については動く人は少ない。患者さんたちは静かに終わっていきます。日本人がこの問題について無関心を貫いたことについて、反省の学びが必要だと思います。同情をするということではなく、問題の全体を学んだほうがいい。私としても、このアンケート結果をブックレット等でまとめて、葬り去られるハンセン病の現状を少しでも知ってもらうとともに、自分自身でももう一度捉え直してみたいと思っています*。

＊『増補　隔離――故郷を追われたハンセン病者たち』(岩波現代文庫、二〇一九年)の巻末に、「終焉期に聞こえる声――二〇一七年、ハンセン病療養所入所者へのアンケートハガキから」を収録した。

ハンセン病の根本問題

ハンセン病の根本問題は「終生隔離」です。感染症に対して終生隔離政策をとって、その修正をしなかったことです。その政策に対する批判を曖昧にしておけば、治療法のわからない別の感染症が発生したときに、国家は同じように強制収容して葬り去るという方法をとるかもしれません。終生隔離政策が大きな過ちであったことを、はっきりとさせておくべきです。国民が強制収容を認知、許容したことに対する患者側の答えが、四三%の「ありがとう」です。決して感謝しているわけではないはずです。しかし、これだけ多くの人に「ありがとう」と言わせてしまった、そう言わざるをえないところに追い込んでしまったことに問題がある。

がん患者の痛みは、次のように分類されています。まず「身体的苦痛」、他に不安や苛立ち等の「精神的苦痛」があります。仕事を失う、家のローンを払えない、家族がバラバラになるといった「社会的苦痛」もあります。もう一つ、「スピリチュアルペイン」という概念が外国から入ってきました。「霊的な苦痛」とでも言いますか、「なんで私がこんなふうになったのか」という、心よりも深いところにある苦痛です。ハンセン病の場合は、「スピリチュアルペイン」が目に見えると思います。

ハンセン病は、「身体的苦痛」はありますし、「精神的苦痛」も強い。「社会的苦痛」は、一時はエイズが代表のように言われましたが、強制収容され隔離されるハンセン病がやはりその代表でしょう。加えて「スピリチュアルペイン」があります。「天刑病」や「業病」と言われて、先祖に問題があるとも言われました。「祟《たた》りじゃ」とも言われ、人間であることを否定される病気でした。この四つの苦痛を総合した「トータルペイン」をハンセン病の人たちは背負ったわけです。「トータルペイン」という概念を考えたときに、まず原点となるのはハンセン病の人たちだと私は考えます。

がんや結核の患者が棄てられたことはありません。ハンセン病の場合だけが、「病棄《やみす》て」という現象に巻き込まれました。「棄てる(捨てる)」のはどういう場合でしょうか。ゴミを捨てる「ゴミ捨て」は、日常的行為です。年寄りを棄てる「姥捨《うばす》て」もあります。「棄て(捨て)」がつく言葉を探してみると、その社会のあり方、その社会のなかで必要とされないものが何なのかがわかります。

さて、ではは何をしたらいいか。私自身、まだ大きなことは考えていません。まず、いまも療養所にいる人たちを何と呼ぶかという問題があります。病名は「らい」とは言えません。「ハンセン病」です。既に「患者さん」ではないので、「元患者さん」と言うべきでしょうか。しかし、「元盲腸炎の私」、「元脱肛の私」と言うことはありません。ハンセン病のときだけ「元ハンセン病患者」と「元」を付けるのはやはりおかしい。「ハンセン病経験者」も同じように変です。とにかく呼びにくい。いまは療養所の「入所者」と呼んでいます。「患者自治会」もやめて、「入所者自治会」になっています。菌がないので患者ではないわけです。ハンセン病は、なかなかかかりにくい病気で、菌を植えてもまず発症しません。特殊な免疫疾患と言われていて、栄養状態がよくなった途端に消えていく病気でした。日本からは消えていきましたが、アジアにはまだ残っています。

アンケートでは、二〇字以内で「何か言いたいこと」を書いてもらいました。それをいくつか紹介してみます。「一生ハンセン病者として消えることの無い、負い目をかかえて人生をとじることの空虚さ、悲しさ」。「今さら……」。「このままでいい。そっとしていて欲しい」。「さみしさがある」。「酒を飲ませて下さい」。「私の願いは大島青松園《おおしませいしょうえん》の将来構想についてです。今の現状であると、この島に骨をうめるしかありません。私はその現状には反対です。私が考える将来構想は青松園の外に出て医療センター等にうつって、そこを終《つい》の住処《すみか》としたいです」。「親の死に目に会えないハンセン病。馬鹿野郎!!」。いろいろな思いが送られてきました。

コスモスとカオス

きょう、「二つの授業」という題で話しましたが、どちらの場合でも、臨床や現場では相矛盾することが起きることを紹介しました。「死を受容します」と言っていながら、いざとなると「生きとうござんす」と変わってしまう人がいます。ハンセン病では、「許せない」と「ありがとう」という二つの相反する感情を同じ人がもっている場合がありました。

「線」でできている社会では、ガイドラインやマニュアルを勝手にどんどんつくって、全体をまとめようとしますが、相反するもので混沌とした空間が、社会の現場であり臨床です。そうしたカオスからいきなり秩序立ったコスモスをつくろうとすれば、いろいろなものを見失ってしまいます。混沌のなかで、混沌と正面から向き合って生きていくことが、自分自身の生を生きていくことだと思っています。

（二〇一七年七月一二日）

Ⅱ　臨床は汽水域

第一節　不定形の日々

きょうのタイトルに使った「汽水域」は、海水と川の淡水がまざり合う領域のことです。臨床もそんなところのように思います。「臨床は海」という言葉も好きですし、そういうタイトルの本も書きました（徳永進『臨床という海』看護の科学社、一九九六年）。海は、いつも凪《なぎ》ばかりというわけではなく、怪しげな船がやってくるところでもあるし、うねりや津波が来るところでもある。穏やかな光が差す平和の象徴でもある。海そのものもなかなか臨床に似ていると思いますが、きょうは、海と似ているけれどもちょっと違う「汽水域」という視点でお話しします。

私には、物事を抽象的に考える力が欠落していまして、現場で起こった具体的な事柄から出発して普遍的な言葉に辿り着こうとしています。具体的なことばかりを目の前にする生活を、研修医になった一九七四年から四〇年以上つづけています。

「汽水域」という言葉を選んだのは、「具体」と「抽象」という二つの異なるものが同時に存在している場として、臨床を描きたかったからです。具体を経験しているときにはそれを抽象しようとしますが、抽象したところでまた別の具体に出会う。さっきの抽象はちょっと違うな、と訂正する。そんな試行錯誤を繰り返しながら、普遍的なものに近づこうと思っています。半分諦めている普遍に行き着くために、日々、具体に向き合いつづける。そんな気持ちです。

不定形*という捉え方が好きです。話をするときには、最初の「枕」の部分はこれで始める、といった仕掛けを考えるわけですが、今度は「枕」の前の「枕」や、「枕」の前の「枕」のそのまた前の「枕」が欲しくなったりして、そのうちに何が本論なのかわからなくなってしまう。きっちりしない、もう混沌、そんなやり方が気に入っています。

＊「自分で自分にレッテルをはるとすれば不定形派ということになると思って、この題をえらんだ。／「アモーフィズム」(amorphism)という英語から思いついたのだが、「無定形」、「非定形」のほうが、訳語として適切かもしれない。『簡略オックスフォード英語辞典』をひくと、「規則的な形をもたぬこと、とくに結晶構造をもたぬこと」と書いてある。／「アモーファス」(amorphous)という形容詞になると、「定まった形をもたない」、「非結晶の」、「定まった部分をもたない」、「定まった構造をもたない」から転じて、第五番目の派生的意味として、「組織だっていない、不消化の」と書いてある。その全部が、この本にあてはまる。」(鶴見俊輔『不定形の思想』文藝春秋、一九六八年、四二九頁)

青竹の担架

きのうの患者さんの一人は、近郊に住んでいる九三歳のおじいさんでした。「食べんようになったし、往診してもらえませんか」とお嫁さんから電話がありました。近所の医者に頼むと、「自分は往診せんから、往診が要るときは野の花の医者――私のことです――に頼まれたら?」と言われたそうです。往診して点滴するよう依頼されましたが、点滴だけで事が済むかどうかは調べないとわかりません。言われてすぐに行くというのが、面倒くさかったこともあります。以前の「良き医者」だった頃なら、「はい」と二つ返事で行ったと思いますが、年をとると、だんだん「悪き医者」になっていくものです。フットワークが落ちてきます。行っても、肺炎かもしれないし、膵臓《すいぞう》にがんがあるかもしれない。ただ点滴だけして「さよなら」と言うわけにはいかないだろう。「一度無理をしてでもこちらの診療所に来てもらえれば、ＣＴもありますから、お体を診てみましょう。それで、点滴が往診で必要ということになったら、そのあとから行きます」と申し上げました。

いまどきは、患者さんに助けてと言われれば、黙って行くのが医療者の普通の姿とされています。そういう基本的な態度ができていないと、メディアや世間からバッシングを受けることになります。私は時と場合によって敢えてそれと反対の態度をとることにしています。

そうしたら、そのお嫁さんが「わかりました。連れていきます」ときっぱりと言う。おじいさんはもう動けないし、褥瘡《じょくそう》（床《とこ》ずれ）ができていると言うので、「救急車呼んでもいいから」と言いました。ある程度の線を越えているなと思っていました。その方が診療所に来られたとき、私は別の患者さんと一緒にＣＴ室に入っていましたが、看護婦が「先生、すごい患者が来ました」と報告に来ました。

九三歳のおじいさんを運ぶのに救急車は使わなかった。青竹二本に毛布を張った手づくり担架で、長男と嫁が連れてきた。鳥取近郊の農家にも、まるでネパールのジョムソンあたりの風習があるかのようでした。私も看護婦たちも、患者のおじいさんを診る前に、青竹と手づくり担架に感激した。青竹は「新品」です。いま切ったばかりです。このおじいさんは大事にされていると思うと、「放っとけんな」とようやく気が引き締まります。「このじいさんを何とかせないけん」という思いは、具体的な青竹から始まるわけです。「患者さんを丁寧に大切に診ましょう」という一般的な命題では、心は動かない。心が動くものにどうやって出会うか、それをどうやって探すかが、臨床では大事なところです。

おじいさんのCTを撮ると、胸水がたまっていて心不全です。動脈硬化もひどい。「これは、まあ、もう老いですわ」という感じです。褥瘡もあるし、直腸に便がたまっているのがCTでわかります。「少子高齢多死社会」における臨床の今後については、がんや認知症がキーワードになっていて、忘れられがちなのが褥瘡と便秘です。たかが便秘、たかが褥瘡と思われるかもしれませんが、このおじいさんの場合、便秘の解消によって日常生活がガラッと変わるはずです。便の問題の解決によって、使用するモルヒネ量が減ったり、夜間譫妄《せんもう》が減ったりします。がん性疼痛《とうつう》をどうするか、認知症をどうするかが頭にあると、便秘の問題は盲点になってしまいがちです。便秘と褥瘡という日常生活の問題から入っていくと、青竹の手づくり担架に思わず感動してしまうわけです。

目の前の具体

こちらもまた九〇歳のおじいさんで、家で過ごしたいという希望です。私たちは家で過ごす患者さんと家族をバックアップしようとしています。その唯一の理由は、家は自由地区、解放区だからです。私たちは学生のときに、「解放」や「反体制」という言葉が好きでした。権力に支配されない「自由」を求めていました。しかし、そういう社会運動はなかなか実を結ばなかった。その理由を私には分析ありますが、ともかく、私のなかには、いまでも命令されたり抑圧されたりすることに抵抗があります。

逆に、在宅よりも病院がいいという理由は幾つもあって、私が医者になった一九七四年くらいから日本は病院社会へ向かっていったように思います。亡くなる人も、八割以上が病院で死を迎えるようになっていきます。なぜ病院が日本中でこれだけ支持を得たか。新薬で死を免れたとか、新しい医療機器で早期の診断・治療が可能になったとか、白衣の看護婦さんがきれいだとか、どれも嘘ではない。多種類の批判があっても病院人気が落ちなかったのには、それなりの理由があるということです。

不定形の根本は一つに決めない、一個に限定しないということです。みんながみんな左になるとおもしろくなくなる。私はへそ曲がりなのか、一斉にみんなが左に向かうと、右に行きたくなります。ちょっと待てよ、と形を定めないことが大事だとも思っています。それで「在宅」を広げたいということになりました。

「在宅」で過ごしたいと言っていた九〇歳のおじいさんは、始めてから一週間経たないうちに脳血栓を起こして、動けなくなりました。もともと老衰で動きにくくなっていたうえに、思いがけず脳梗塞を発症した。この「思いがけず」が大事な言葉で、臨床ではたいていの場合「思いがけず」に事《こと》は起こります。脳梗塞になって、家では無理ということで入院しましたが、「カカッ、カカッ」と閉塞呼吸になりました。脳梗塞で脳神経がやられると舌根《ぜっこん》が麻痺して、舌根沈下を起こします。舌が落ちて咽頭をふさぐと、空気がすっと気管に入らないという事態が生じます。

娘さんは父の死を覚悟していましたが、目の前で「カカッ」と鶏が首を絞められるような、息苦しそうな様子を見ているのはつらい。臨床の現場では、目の前の「カカッ」というような事象が重要です。死を覚悟しているとか、延命治療は不要であるとか、安らかな死を望むとか、そういうことはさておいて、現場では「カカッ」をどうするかが突きつけられています。

娘さんに「どうしましょう」と尋ねると、「でも、カカッと苦しいのは」とおっしゃるので、挿管、つまり気管に管を通すことを行ないます。水のなかで溺れそうな人が、口にくわえた筒を水面から上に出して息をするような感じです。九〇歳のおじいさんに挿管かよーと思われるかもしれません。人工呼吸器はつなぎません。それはまた別の問題になります。挿管をして、息の道をつくると、おじいさんの呼吸は「カカッ」から「ハーハー」に変わります。「ああ、これでいい」と娘さんも思う。挿管はしない、心臓マッサージはしない、輸血はしないとあらかじめ決めていましたが、それはそれです。いまは「カカッ」をどうするかという問題が目の前にあります。抽象的な問題とは違う次元で、対処をしなければなりません。

二週間で亡くなるなら、それでよかった。いや、「よかった」とは言いません。みんな、やれやれという思いになるはずです。ところが、おじいさんは生きつづけました。これは困る。「困る」と言ったら怒られるかもしれませんが、娘さんも「先生、「カカッ」が終わったので、あとは安らかに着陸できたら私はもう納得できます」と言います。私たちも納得します。しかしそこに、生命体、身体の不思議さがあって、生きつづける。「生きるな」とは言えません。身体については管理ができない。管理する力がない場合、倫理的、思想的問題を考えたところで仕方がありません。そうした問題は、空中に浮いてしまいます。

ともかく、もう一回挿管を換えます。挿管するときも、呼吸停止をしている人はすぐに気管、声帯が見えて入れやすいのですが、「カカッ」と息をしはじめていると力があって、なかなか入れにくい。筋弛緩剤を打てば入りやすいのですが、そのときには人工呼吸器をつけなければいけません。筋弛緩剤を打って呼吸器なしで管を入れたままなら、殺人罪に問われます。

気管チューブ交換のため二週間ごとの挿管を五回繰り返した後、死が訪れました。娘さんは「これですべて納得できます」と言いました。

息づかいを診る

「先生、在宅を希望します」という、四〇歳の乳がん末期の人の話です。総合病院に入院していました。家で最期を迎えたいというので、総合病院の地域連携室からこちらに紹介がありました。私はさきほど言った理由で在宅を選ぶ人をバックアップしようと思っていましたから、家族全員に診療所の図書室に集まってもらいました。

在宅でやるためには、まず本人がそう望むことが必要です。この場合、四〇歳の乳がんの人本人がそう望んでいました。家族が「よし、手伝う」という条件も必要です。そして私たち医療者が頑張らねばなりません。この三つが揃うことが必要です。集まってもらったところ、患者さんの母親であるおばあさんが、不安そうでした。胸の「自壊」部分から出血したり分泌物が出たりして、火山の噴火口のようになっている。毎日、胸に当てた尿取りパッドを三回替えるくらい分泌物が多い。下のほうにも垂れるので、大きめの二つのガーゼとおむつパッドも当ててあって、朝昼晩、看護婦が替えている。そんなケアが自分にできるのか、明らかにおばあさんは怖がっていました。怖がっている人は、在宅で病状が進行したときに、在宅を選択したことは間違っていたと後悔する可能性があります。それで私は、「もう一回みんなで考えてください。家がいいかどうかは、きょうは判断できません」と言いました。

おばあさんは家族のことも心配していました。小学校三年生と一年生の子どもがきのう休みで、病室に来たのだそうです。乳がんのお母さんのほうは、たしかに「嬉しい」という顔をしたそうですが、子どもたちのほうは、久しぶりにお母さんに会えたというのに、嬉しそうな顔も見せず、あまり興味がなさそうだった、と言うのです。

私たちはいつもハッピーエンドをつくろうとします。実際にはハッピーエンドになることはほとんどないにもかかわらず、ストーリーとしてハッピーエンドを設定しないといけないと思い込むところがあります。ここで「在宅」という結論を出すのは難しいと思いました。総合病院の主治医は「患者さんが在宅を望んでいるので、ぜひ在宅で」と言いますが、ご主人のほうは、「自分は仕事を休むことができないので、妻のそばにずっといることはできない。ちょっと不安があります」と心許ない様子です。この症例との闘いは難しいと思いました。

私の診療所では、痛み止めのモルヒネは皮下注射で対応しますが、患者さんが入院している総合病院では、静脈注射で一日二二〇㎎のモルヒネが相当量ということでした。総合病院のほうであらかじめ皮下注射に変えてもらい、それで痛みがコントロールできるのなら患者さんを引き取ります、と交渉してみましたが、病状のほうはうまくいかず、やはり痛みが出てきました。間に立っていたソーシャルワーカーも困ってしまった。患者さん本人は帰りたい。しかし、状況は難しそうだ。

私は、総合病院にいる患者さんに直《じか》に会いに行くことにしました。自分自身で直に物事を判断することをしないで、主治医からの情報だけを聞いて動くと、後悔が残ってしまう可能性があります。すべてのケースで「直に」ということは現実的にはできませんが、判断に迷う場合にはそれが大切になってきます。「直に」というのは、息づかいを診る、視線を診るということです。

会いに行くと、患者さんはちょっとかわいくて、困っているような表情でした。「かわいい」ことがどう関係するのかというと、さっきの「手づくりの青竹の担架」と同じで、「この人は放っとけん」という思いに通じることが肝要です。「かわいくなかったらいかんのか」と問われると困りますが、その場合はほかの方法で探します。ともかく、「放っとけん」と思わなければいけない、そう思いたい。

患者さんの局所を診せてもらおうと思いました。局所の残酷さ、悲惨さを診ると、「これは放っとけん」と思うことも多い。しかし、初めて来た医者がいきなり「局所を診せて」と言うのも気が引けます。ガーゼの上から診ることにしましたが、すると、大したことはないなと思いました。自壊部分は、おばあさんの説明ほどではなく、手のひら大以下なので、これは家でもできると思いました。私は、この患者さんを診ようと決意しました。

ただ患者さんは、貧血もあってベッドを降りてトイレに行くのも苦しそうでした。家でやるには相当な覚悟が要ると思っていましたが、数日後に電話があって、「家族会議を開き、家でやっていくことになりました」という報告がありました。

悠久の空

六四歳のマサミさんという名の男性、しこりがあることを自分でわかっていたのに、約半年放っておいた。あれこれ面倒なことを言われるのが嫌で、とりあえず放っておくという心理は理解できます。すると、S状結腸がんが肝臓に転移して、肝臓が三倍以上に肥大してしまった。もはや手術は不能、抗がん剤も不能、あとは緩和ケア、という状態にまでなっていました。

漁師町の方でした。「家でやります、先生。酒は飲んでいいでしょう」、「ええ」。「煙草も吸いたいです」、「家なら自由です。家は解放区ですから」。時々、海の風に吹かれたいものの、姿は見られたくない。だから、日が照るとちょっと路地に出て、人気《ひとけ》のないところで日向《ひなた》ぼっこをするような生活をしていたそうです。その後二カ月くらい家で過ごすことになります。「焼酎が飲みたい」と言うと、奥さんは「ダメ」と撥ねつけますが、私たちは、死がそこにあるのに焼酎を飲んだらいけないとは言えません。一般病院では無理でも、在宅ホスピスならオーケーです。

銘柄を聞くと、「いいちこ」と言います。その家から診療所に帰る途中に「ジャスコ」があるので、看護婦とそこの酒売り場で、「いいちこ」のちょっとランクのいいものを買ってきました。その看護婦は感染管理認定看護師で、よその病院からうちの診療所に来た人でしたが、ナースの服を着て「ジャスコ」で焼酎を買う、など思いもよらなかったそうです。「この診療所はこんなことがメインだで」と説明しました。

漁師町で最期の日々を過ごすその人を何とか支えたい。そこに海があることが私の琴線に触れ、海を見ながら過ごす人の最期を何とかせねばなるまいと思いました。山間部の人が嫌いというわけではありません。山も琴線に触れます。

時は経ち、漁師町の人はかなり頑張りましたが、やはり衰弱していきます。腹水を二回抜きました。最後に血尿が出たときには、本人も奥さんも慌てました。入院しようかどうしようかという場面です。最期まで在宅で通すのは、それはそれで立派なことですが、入院に切り替えていけないこともありません。

病理史学者の立川《たつかわ》昭二さんが野の花診療所に来たときに、「診療所で亡くなる人も、在宅で亡くなる人も、どちらも「野の花死」と呼んだらどうですか」と提言をしてくれました。なるほどと思いました。どちらか一方に思い入れをすることなく、患者さんの状態や状況に応じてどちらかを選べばいいだけのことです。

漁師町の人は最期は家で迎えることを決意して、家に戻りました。明くる日の朝、急に意識がなくなりました。「カッ、カッ」という呼吸になったと、家人から電話が入りました。脳血管障害が起こった。「最期を迎えたようです。皆さんがチーム・マサミと思って最期を看取ってあげてください。呼吸はゆっくりのことが多いですが、カーッと終わっていきます。それを見届けてください。最後のお別れは焼酎、「いいちこ」にしましょう」。そう電話で話しました。帰宅してから一八時間くらいのことです。私たちは、よくぞと思いました。決心して自分の意思で家に帰り、痛み止めや鎮静剤を使わず、自らの体で最後の、ゆっくりとした「ヒィーッ、ヒィーッ」という呼吸をされた。奥さんと長男、次男の三人で看取りました。

誰もがみな、死ぬか生きるかで一生懸命ですが、死は必ず訪れます。その死の後をどうするかも、ある程度心に入れて、死を看取ることをしてもらいたい。「死んだらもう意味あらせん」と言うだけでは、「死を看取る文化」としては狭く浅いと思います。もちろん、お別れの水や死装束や葬儀屋を決めたら、それだけ文化が豊かかというと、そういうことでもありません。死を看取る人たちの決意が要るように思います。

「チーム・マサミ」と言ったときに、カーリングをイメージしていました。ハウスをめがけてストーンを投げるのが奥さんで、ストーンの速度を微調整するために進行方向の氷をブラシで掃くのが長男と次男の役です。三人が協力して、ストーンをハウスの真ん中に入れる。私たち医療スタッフのほうは、観客席で掛け声をかけることくらいしかできません。

その日の鳥取は、雪が降っていました。道路は氷が張ったようになっていましたから、四輪駆動でその漁師町に向かいました。親戚の人や近所の人も来ていました。村の共同体みたいなものが残っているのでしょう。「亡くなった」と言うだけで人々が集まってきます。

お別れの水の儀式は、大昔は木の葉っぱでした。その後は筆になり、いまここでは綿花です。水か酒を先につけて故人の唇をそっと拭く。マサミさんは懐かしの「いいちこ」。順番に、「よう頑張ったな」とか声をかけながらやるわけです。なかには、唇ではなくほっぺや額や目につける人もいる。「普通、唇だけですけど」と言うと、「この人は、「いいちこ」を顔で飲むような人でしたから」と言われました。

故人とのお別れをした後で車のところまで戻ると、東の空にオリオン座がいました。オリオンと私は親しい関係にあります。オリオンのほうは知らないでしょうが、私には愛着がある。ご存じのように、オリオンの真ん中の三つ星は一直線ではありません。真ん中の星がわずかばかりずれています。五年前も一〇年前も三〇年前も六〇年前も変わらず、微動だにせずに、ずれている。それが好きなんです。「おお、今日もずれているね」と見るたびに嬉しくなります。今年もまた何人かの方を見送ってきて、日々刻々と変わっていくなかを生きているわけですが、そのときにオリオンを見上げると、変わらないものがあると思う。「悠久の空」です。

第二節　死を見つめる

抱えられた死

臨床にはいろいろな窓があります。救急治療の窓もあれば、精神疾患を見る窓もあり、生活習慣病の糖尿病や高血圧を見る窓もあります。抗がん剤治療の窓、内視鏡、腹腔鏡《ふくくうきょう》、あるいは画像診断という窓もあります。私は、死という窓を通して臨床の現場を見ています。死は昔からあったに違いなく、こんなにありふれた窓はないはずです。死は、悠久のオリオンと変わらないくらい古い。オリオンのほうが古いでしょうか。

私が初めて見た死は、六歳のときのことでした。その頃は子どもがたくさんいました。ゲームやスマホ、ネットもない時代でしたから、みんなが野原に出て草を抜いたり、チャンバラごっこをしたり、缶蹴り、縄跳び、メンコなどをして遊んでいた時代です。

私が好きなのは、ままごとでした。まだ水道が引かれていない時代です。二軒長屋が二棟あって、その間に共同井戸があって、ガッチャンガッチャンすると、ちょっと濁った水が出てくる。それが生活水でした。そこにゴザを一枚敷いて、遊んでくれる人がいないときは一人でそこに座っていました。隣の農家の牛がモーと鳴くのを聞いて、町には牛と自分しかいないような孤独感をもつこともありました。その辺の野花を切り、野菊などを刻んで、一人でままごとをしていました。「はい、みんなお帰り。僕ちゃん、おいしい?」とお母さん役もやっていました。あの頃から自分のなかに異常性があったと思います。

そのままごとをやっているときに、長屋の隣の家のお母さんが白い包みを抱えて帰ってきました。隣の家には、私より一つ年下のみち子ちゃんという悪ガキ親分の妹がいました。お兄さんと違って、みち子ちゃんはおとなしくて、かわいい子でした。その子がトイレに嵌《は》まって、一週間前に町の病院に行ったのは知っていました。当時はぼっとん便所で、床板を切って便器があるだけです。その床板の釘がさびていて、床板が抜けてしまった。髄膜炎を起こして、病院に行ってから一週間経って治療の甲斐なく亡くなりました。病院から鳥取駅まではタクシーを利用したでしょうが、鳥取駅から各駅停車で郡家《こおげ》という駅に着いて、駅から五〇〇メートルくらい離れている四軒長屋まで歩いて帰ってくるところに私は出くわしたのです。すぐにわかりました。白い包みの中にみち子ちゃんの体があることを。そして、その体は死んでいることを。それが私にとって初めての死の体験でした。その記憶が私のなかに残りました。白い布に包まれて、お母さんに「抱えられた死」でした。

身体の反乱

他の方々はどんな死の経験をしているのでしょうか。

聖路加国際病院名誉院長だった日野原重明先生は、皆さんもご存じだと思います。京都大学の私の先輩でもあります。日野原先生が駆け出しの時代に、一六歳の女工さんの主治医になります。結核性腹膜炎が悪化して入院してきました。お母さんと二人暮らしだったそうです。

容態が悪くなって、モルヒネ注射を一回打ってみたが、痛みがとれない。そのとき女の子がこう言った。「私は、もうこれで死んでゆくような気がします。母には会えないと思います」。「先生、母には心配をかけ続けで、申し訳なく思っていますので、先生から母によろしく伝えてください」。日野原先生は「しっかりしなさい。死ぬなんてことはない。もうすぐお母さんがみえるから」と励ましたが、少女は胆汁を吐き、それをきっかけに呼吸が止まります。それが日野原先生にとって、最初の患者さんの死の経験だったそうです。先生はこう述懐しています。「なぜ私は「安心して成仏しなさい」と言えなかったか。「お母さんには、あなたの気持ちを十分に伝えてあげますよ」となぜ言えなかったのか。強心剤を注射するよりも、どうしてもっと彼女の手を握っていてあげなかったのか」(日野原重明『人生、これからが本番』日本経済新聞社、二〇〇六年、三八、四〇頁)。ここのくだりが私は好きです。

老境の域から聖人君子のように「こうすればよい、ああすればよい、そうすべきだ」と言う医師を、私はどうも信用できません。どこか嘘っぽいものを感じます。ところが、日野原先生はひどくとまどっている。女の子が嘔吐したのは、塩酸モルヒネも一つの理由だと思います。腸の動きを落としますから、食べ物がたまってしまって、それを吐く。吐いた胆汁は、必ず気管に誤嚥して入っているはずです。これが臨床の反乱、私たちが思うようにならない身体の反乱です。それを、日野原先生はまざまざと見せつけられたわけです。そんなときに、「成仏しなさい」なんて言えるわけがない。言えません。医者はとまどっているわけです。

それは一九三七年のことだったと思いますが、その頃から身体はいつも反乱していたという安心感が私にはあります。日野原先生がとまどっていてくれたことにも安心感をもちます。患者さんのほうはもう死ぬと言っているのに、「死ぬなんてことはない」と励ます。これでいいと私は思います。「その時々の臨床の正しさ」と言うと大げさになりますが、そうでしか歩めない場面があるわけです。先生が後悔して罪悪感を抱いているのも、同業者として嬉しく思いました。

身体はつねに反乱を起こします。逆に、身体の反乱がなくなったら臨床は終わりです。この反乱のおかげで臨床はエンドレスの闘いの場になり、滅びることがありません。

受容と従容

ノンフィクション作家の柳田邦男さんには、『僕は9歳のときから死と向きあってきた』(新潮社、二〇一一年)という著作があります。柳田さんは六人きょうだいの末っ子だったそうですが、お父さんと二番めのお兄さんが結核を病む。療養所ではなくて、家で最期を迎えることになります。その日は、一九四六年二月一一日、紀元節だったと書いてあります。いちばん奥の四畳半の部屋がお父さんの病室で、その手前の八畳間に次兄が寝て療養していたそうです。

「私は自分が何をしていたのか、記憶にない。午前九時頃であったろうか、八畳間の掃除をしていた母が、箒《ほうき》を動かす手を急に止め、静かに眠っていた次兄に近づくと、／「俊男――」／と声をかけた。大きな声ではなかったが、そのいつもと違う呼び方に、私は子供心に、ハッとなった。私は九歳だったが、そのときの八畳間の情景が、いまも鮮明に焼きついている。／母は吸い口つきの水呑みで、次兄に水を含ませようとしたが、すでに次兄の呼吸は止まっていた。……十九歳の静かな死だった。／次兄の異変を障子越しに知った父は、号泣した。」

「父は、息子の死の衝撃が大きかったのであろう。病状がいちだんと悪くなり、五カ月後の七月二十二日に世を去った。／父は自ら死期が迫ったことを悟ったのだろう。その日の午前九時を過ぎていたろうか、家族を枕元に呼んで、一人一人の手を握った。最後に私の手を握った父の目は、慈しみにあふれ、少しうるんでいた。「健康第一だからな」と、父は短く言った。／それからどれくらい時間が経ったかは覚えていない。午前十一時を過ぎていたろうか。最期の瞬間がやってきたとき、私は、いちばん表に近い四畳半の居間にいた。真夏の暑い日だったので、風通しをよくするために、各部屋の障子や襖《ふすま》が取り払われていた。父の寝室の様子は、居間からも二部屋をへだてて、見通すことができた。誰の声であったか、正確な言葉は記憶にないが、「息を引き取った」という意味の声が聞こえ、寝室の雰囲気が急に変わった。私は何が起きたかを悟ったが、なぜか父のところへ駆けつけることができず、その場に両手をついて、ただ首を垂れた。涙がとめどなく、畳に落ちた。」(同書、一九―二〇頁)

これが、柳田邦男さんが初めて死と向き合うことになった、家族を看取ることになった情景です。私にとっても心に残る情景です。

日野原先生は、一六歳の女工が死を受容しているのに、自分は「死ぬなんてことはない」と言ったという。「受容」という言葉をそのとき先生は使っています。柳田さんが書かれた光景は、「受容」とは違うと思いました。敢えて言うなら、死を「従容《しょうよう》」している。次兄もお父さんも、「従容」として死のことを受け止めていると感じました。柳田さんが「受容」と「従容」について書いているわけではありません。「受容」のほうは、ケアの臨床で頻出するキーワードですが、「従容」のほうはほとんど出てきません。

「受容」と「従容」はどう違うかと、自分に問うて考えてみました。「受容」は実は強制語になりやすい。エリザベス・キューブラー－ロスの五段階でいうと、否認、怒り、取引、抑鬱、受容の五段階めになるので、日本の医療界では、不運にも、「受容」は正しい、聖なる姿のように広がってしまった感があります。「従容」は昔からあって、「従容」として死を受け入れるのは、日本文化に合っているように思います。「受容」は論理的で、理性で辿り着く言葉ですが、「従容」のほうは、理性でも、あるいは理性に対する感性でもなく、漠然としています。身体的な要素も抱えた言葉のように思えます。

私がいままで診させてもらった患者さんの多くは、最期に「従容」に近い姿を見せられます。従容として死の世界に入っていかれたような気がします。「先生、私は死を受容していますから」と理性的に言われると、立派だとは思いますが、あまり感動はしません。もちろん、理性で一度死を「受容」したと本人が言えば、家族がある程度落ち着くこともありますし、私たちとしても楽な面があることは確かです。いっぽうで、患者さんたちは自ずと「従容」をもっていることが多い。

死に入っていくのに、「受容」のドアと「従容」のドアがあったとします。私たちは「受容」して死に入るドアにこだわり過ぎていたのではないか。自ずと入っていける「従容」のドアがあることにほとんど言及してこなかった。キューブラー‐ロスの「受容」のショックで、「従容」を忘れてきてしまった。柳田さんが描く光景のなかにあるのが、まさに「従容」ではないか。近代化した医療のなかで、私たちはこうした光景を忘れ過ぎてしまっています。

もちろん、近代化には大きな恩恵があります。CTを撮れば水がたまっていることなど一目でわかります。青竹の手づくり担架に片方で感動しながら、胸水や褥瘡には近代医療で対応しています。褥瘡にも薬物や物品の進歩があって、近代医療を疎《おろそ》かに言うことはできません。そのお蔭で食わしてもらっているのですが、忘れ物も結構多くあると思うんですね。

臨床の定置網化

時代は変わってきました。がんの告知が当たり前になってくると、「抗がん剤療法を受けられますか」、「画像診断は、PET‐CTとMRIではこうなります」、「新しい抗がん剤を試されると生存率についてこれくらい変わります」といったことを聞かされます。「呼吸器をつけますか、つけませんか」と詰問され、「在宅ですか、ホスピスですか」と死の場所も提案され、「老人施設は、老健（介護老人保健施設）も特別養護老人ホームもあるし、認知症のための施設もありますし、サービス付き高齢者住宅もあります。どれにされますか」と矢継ぎ早に質問されます。老人たちは「どれにしよう。何ぼですか」ととまどいながら、決めていくしかありません。がんで入院すると、痛み止めはどれがいいか、輸血はどうするかを聞かれ、それから最後にセデーション（鎮静）についてオーケーかを聞かれます。「あとどれくらい生きるか」、余命について説明され、「胃瘻はどうされますか。胃瘻をつくればこの施設には入れますが、つくらないと受け入れ施設はありません」と迫られます。臨床の問いの前にみんなが立たされています。自分の生死が懸かっていることのはずなのに、「いまの流行りはどうなっていますか」と、まずは周りの状況を確かめる、という奇妙なことになっています。

このあいだテレビを見ていたら、ロボットに自分の症状を三つくらい言うと、「次の病名が考えられます」と答えてくれます。その後で本物の医者が出てきて、「ロボットは何て言ってましたか。あ、そうか。それ忘れていたな」と頭を掻《か》く。一体全体どういう時代になるのか。治療法もその費用も、ロボットに聞くと幾つか答えが出てきます。医者はロボットに負けるようになってきた。点滴を刺すのは看護師の仕事、手術は外科医の仕事、と思っていたら、手術にもロボットを使うようになってきました。そのほうが安全だというのです。

そのことを私は、「定置網化《ていちあみか》」と呼ぶことにしました。臨床における定置網化です。臨床のなかでいろいろな問いが蠢《うごめ》いている。時には脅迫的な問いに迫られるようになりました。医師も看護師も、患者さんもその家族も、際限もなく「問われて答える」をしつづける時代になりました。

「はい、手術を受けてください。それが済んだら二クール化学療法を受けてください。プラス放射線治療を受けてください。しばらく休んで、緩和ケアになります。緩和ケアになりますと幾つかの施設が考えられますが、まずは痛みの対処について一段階、二段階、ステップアップしていきましょう。ガイドラインが決めてありますから、それに従ってください」。こういうふうに、マニュアルが用意され、ガイドラインがあり、アルゴリズムがあって、こういう治療の後はこうする、これで効かなければこっちにする、図柄としては定置網です。定置網のいちばん最後に来ると、「はい、死でした」ということになります。「死の定置網化」が期せずしてつくられているわけです。これに対して誰も「ノー」と言いにくくなっています。私は、定置網化の網を破るという運動や考えを支持したいと思っていますが、その網はなかなか破りにくいし、破るには勇気が要ります。

この定置網に誰がどう穴を開けるか。ささやかなことでいい。「わしゃネコがほっとけんけ、家で」。そういう些細な理由でいい。些細でつまらないことでしか定置網には穴を開けられないようになっています。

鳥取はナシが名産ですが、ベルトコンベアの上に載せられると、「S」「M」「L」「LL」「傷」「海外」と分類され、それぞれのところに落ちていく。そんなふうに、老いも死も、ベルトコンベアに載せられていく。そして、パックされて、宅配便で輸送、ということになります。木に生《な》って、適当なときに熟して地に落ちる――そんなやり方ではナシは商品になりません。ベルトコンベア化で規格化されることを前提にして、栽培が行なわれます。人間の「いのち」もまた、ナシと同じレベルで扱われるようになってしまった。

臨床の作法

臨床を、医学・医療のなかだけでなく、広い意味に使っているのが、哲学者の中村雄二郎さんたちです。河合隼雄さんの臨床心理学、鷲田《わしだ》清一《きよかず》さんの臨床哲学もあります。臨床は医療の場には限らないと言っていただいたお蔭で、臨床を広く捉えられるようになってきました。

医療における臨床の作法として大事なのは、「身体を摑《つか》む」ということです。身体は、宇宙性や自然性を備えていますし、スピリットもどこかにもっている。その身体をどう摑むか。「検査所見」に対して「身体所見 physical examination」という言葉があります。その人を見て、触って、身体の音を聞いて、匂いを嗅いでわかることは実にたくさんあります。看護婦たちが患者さんをケアするのは、まさに「身体を摑む」ことです。口の中が汚れると口腔ケアをするし、病室にお花を置く、汚れたものを探す、喉が渇いているときに一杯の水を持っていく、お風呂に入れる、お風呂に入れないときには足浴、頭だけの洗髪をする、目はよく汚れますから目やにを拭く、ひげそりをする、下《しも》の世話をする。患者さんの話を聞くにも、医者とは違う丁寧な方法をもっています。

亡くなった遺体をきれいに整えることも「ケア」に入ります。「エンゼルケア」と言って、薄くお化粧をします。それ以前にクレンジングクリームで汚れを落とし、保湿剤を塗ります。黄疸《おうだん》がある人にはそれをどう和らげるか、げっそり痩せた頰やこめかみにどう対応するか、もう死体なのですが、ケアは死では終わりません。遺体へのケアのほかに、患者さんの死後、家族にお話を聞きに行くグリーフケアもあります。ケアの終わりはキュアの終わりよりもずっとずっと先にあります。

家族関係は確執の場でもありますが、もちろん温もりの場でもあります。いざというときに本人よりも家族がとまどうこともあるので、家族をどうバックアップするか、家族をどう摑むかも大事です。臨床の仕事をうまくできるかどうかは、一つには「ジェノグラム genogram」という家族図をどれくらい把握しているか、にかかっています。家族はどこで何をしていて、患者さんは誰のどんなことを気にかけているか、をしっかり頭に入れておくことが必要です。

臨床の成否は死体が答えを出すと言われています。死体がきれいだったらそれでいいというわけではありませんし、褥瘡が最後までできてしまう場合もあります。しかし、ケアの格闘がどれだけあったかは、死体を見ればある程度わかります。

日々どう信頼関係をつくるか。この人を引き受けたという決意が医療者の側にある場合には、信頼関係は生まれやすい。そのためには患者さんのなかにどこか好きになるものを探す、と言いました。「同郷」であったり、「美人」であったり、「変わり者」であったり、です。それができないと、上澄みだけの、とりあえずのケア、第一感情労働で終わってしまいます。

臨床の作法として、「日々刻々の変化についていく」ことがあります。毎日、臨床に向き合っていると、どこかで手を抜きたくなりますが、出来事は常時、火山のようにボコボコ噴き出しています。きのうときょうとは違う。日々刻々の変化についていく、それが一つの作法として大事かなと思います。

がんの末期で治療も何もしないという四〇歳の女の人が、もう病院は嫌だと言って私たちの診療所に紹介でやってきました。その方には知的障害がありました。S状結腸がんで、左下腹部にダルマさんの頭みたいに大きな腫れがあります。「痛くない？」と聞くと、「痛うない！」と言いますが、痛くないはずがないほど赤く腫れています。前の病院の先生は、痛み止めの貼り薬を使っていました。食べられないし、腸閉塞を起こしている。よくここまで放っておいたものです。手遅れです。医者も病院も大嫌いで、倒れて近所の医院に行ったら、貧血がひどくて、ヘモグロビンが5g/dl以下だった。

それで病院に紹介されて、手のつけられないS状結腸がんだとわかった。

私は、ここまで放っておいたことにむしろ感激しました。それで、「これはもう放っとけん」と思うわけです。「もう放っとけん」レーダーはいい加減でして、何でもいいわけです。お母さんに聞くと、小学校も中学校も特殊学級に通い、卒業はして障害者枠で就職はしたものの、どの職場でも障害者枠ということでいじめられる。それが嫌で、二〇年くらい前から田舎の家の近所一六軒の新聞配達をすることにした。朝四時に起きると、誰にも会わなくて済む。「それをこの子はよく勤めてくれましてね」とお母さんは言います。新聞の休刊日以外は、日曜日もこつこつと働いていた。こんな話を聞くと、「もう放っとけん」と思います。

私が行くと、「ああ、先生」とニコッといい顔をしてくれます。普通、看護婦にはいい顔をしても、医者にいい顔をする患者は少ない。それも、私が「放っとけん」と思う理由です。私のことを、「先生」と呼んだり、「社長」と呼んだりします。だんだんと局所が悪化してきているのに、看護婦に、「かゆ食いたい、みそ汁も」とねだります。腸閉塞ですから、絶食です。点滴で何とか生きている。しかし死が近いのだから、食べてもいいかと思って、おかゆとみそ汁を許可しました。二口か三口しか食べられませんが、食べるのを禁じられていると少しだけ食べたくなるものです。あるとき彼女の部屋に行くと「カツ丼が食いたい」と言う。臨床の場では、取って付けたようなインフォームド・コンセント的なやりとりをしていますと、言葉が形骸化してしまいますが、彼女は、知的障害のお蔭で、直球の言葉で鮮度のあるほんとうのことしか言いません。カツ丼を近くの店屋から買ってきて渡しました。ちょっとおしゃれなカツ丼でしたが、一口食べたら「まずい、もう要らん」と言う。代わりにお父さんが食べて、「ごっついうまいカツ丼だった」と感動していました。

最後の最後に苦しそうなのでセデーションを考えたほうがいいというとき、こんな場面が来ました。お父さんは「もうちょっと生かしてやりたいな」と言い、お母さんも「あの子がおるというだけで私には生きがいです」と言う。セデーションを始めれば、痛みも和らぐし眠りにつけますが、だんだんと血圧も下がってきて着陸状態になります。このときはセデーションをスタートすることをやめました。

天気は悪かったのですが、その日は秋の名月でした。花火大会を見るように、月を見に屋上に出てみました。うちの診療所では、ベッドのまま屋上に出られます。一般病院では、屋上への立ち入りは禁止です。屋上に出られて飛び降りられたら病院の責任になるからです。うちは二階建てなので、飛び降りられても死にません。

曇り空だったのに、雲の合間に満月がぽっかり出ている。お母さんがびっくりして、「何だいな、わったいな(すごい)。お月さん、満月だが。あんた、見んさい」と言う。彼女のほうは、ふっと目を開けますが、うつらうつらしていて、わかっているのかわかっていないのか。そのとき私が驚いたのは、お母さんの言葉です。そこにただ月があることに驚く力です。娘はもう死を控えているのに、満ち満ちとした満月を嬉しく見て、「あんた、見んさい」と言う。

まもなく亡くなりましたが、お父さんもお母さんもその死が腑に落ちたようでした。みんなで見送りをしました。お葬式の後、お母さんは病院に寄られ、娘さんの写真を差し出して、「娘は、こんなに美人なんですよ」と嬉しそうでした。美人顔だということは、もちろん知っていました。「先生、あの子には、いろんなことを教えられました。私らのほうが、いっぱいこの子には教えられたんです。うちに、よう来てくれたって思います」。

第三節　臨床の論理

ネガティブ・ケイパビリティ

伊藤ルイさんという大杉栄の娘さんは、女性の社会運動家として活動していましたが、がんの末期になったという電話を、彼女の伝記を書いた作家の松下竜一さんから受けました。「ルイさん、いま小さな診療所に入院している。周りの仲間は、もっと大きな病院で最新の検査受けたり、可能性があるなら何とか治療をしてもらったらって説得するんだけど、頑として聞かないんだ。もういいって言って」。それで皆が徳永さんに説得してもらおう、ということになったんですよ」。ルイさんの入院先に電話をかけてみると、「私は、大丈夫なの、ここで」と、あっけらかんとしていました。手遅れになるまで仕事や社会運動に打ち込んでいて、自分のことにかまけている時間がなかった、というふうでした。「お見事」という感じがして、「楽しく天国へ行ってください」と言ったら、「私、勝ったね」と笑っていました。

手遅れのがんは死に直結するわけですから残念ですが、そこを伊藤ルイさんのように、あるいはさきほどの知的障害の彼女みたいに平然と通過してくださる方がいると、ちょっと安心します。死は悪、と普通には思われます。でも死ってそんなに悪いことなのか、と私は思っています。少々時間差はありますが、私たちはいずれ必ず死の世界に行きます。そのドアを開けて入ると、天国なのか地獄なのか、あるいは単なる原っぱなのかわかりませんが、とりあえず別空間に動くことになります。いずれにしろ、いつまでもこちら側で治療をしつづけるわけにはいきません。

末期がんだった知的障害の彼女のことを話し合う場で、「もうちょっと生きてほしい」とご両親が言ったときに、以前の私だと「いまはセデーションで苦痛をとることが倫理委員会でも認められる時代です」と押しつけるように言い、延命に反対した可能性があります。そういう難しい選択を迫られている場面で、「ネガティブ・ケイパビリティ negative capability」が唱えられるようになりました。不確定な場面に直面したときに、急いで「これが正しい」と決めつけずに、そのままもちこたえ、耐える力。一つの能力のことです。私は、それが苦手でした。「どっちが正しいの？　黒白どっち？　Aか、Bか？」と、選択を迫るのが好きというか、むしろ選択を迫られた試験の後遺症がずっと残っていて、医療の現場でも○×をつけねばならんという感じがありました。

帚木蓬生《ははきぎほうせい》『ネガティブ・ケイパビリティ――答えの出ない事態に耐える力』（朝日選書、二〇一七年）に詳しく書かれています。そもそもは、イギリスの詩人キーツが、シェイクスピアがもっていた力として一八一七年に概念化したものですが、これを百数十年経ってから精神科医のビオンが再評価して甦《よみがえ》りました。

医師がイニシアティブをとると、ガイドラインとマニュアルで決めてしまう方向に行きやすい。医療の場でその要素をゼロにすることは無理なのですが、患者さんが亡くなって家族が集まったときに、「先生にあれを頼まなければよかった」、「自分は実は反対だった」といった後悔が起きてくる。たいていの場合、死には後悔がつきまといます。ネガティブ・ケイパビリティを臨床の場がもっていたら、もう少し違った展開になっていたはずだということを何度も経験しています。ガイドラインやアルゴリズム等、ポジティブ・ケイパビリティが大手を振っている時代にネガティブ・ケイパビリティをもつのは難しいことですが、これが臨床のあり方を変える力になると思っています。「何もしない」も一つの大きな選択肢。

末期がんの彼女にセデーションを開始することは、ご両親の願いを受け入れて保留にしました。その後、お子さんのつらそうな様子を見て、でも生きていてほしいと願う家族の葛藤がつづきます。「見るに見かねます」、「いや、あと半日待ちたい」という思いのぐらつく時期を経て、落ち着くところに落ち着く。流れができてくるわけです。

宝島社が『朝日新聞』『毎日新聞』『読売新聞』の二〇一六年一月五日朝刊に、見開き二頁の全面広告を掲載しています。タイトルは、「死ぬときぐらい好きにさせてよ」。樹木希林さんが川面に仰向けに横たわっている大きな写真が載っていますが、セットをつくって実際にぬるま湯に浸かって、一日仕事だったということです。そのセリフはこうです。

「人は必ず死ぬというのに。／長生きを叶える技術ばかりが進化して／なんとまあ死ににくい時代になったことでしょう。／死を疎《うと》むことなく、死を焦ることもなく。／ひとつひとつの欲を手放して、／身じまいをしていきたいと思うのです。／人は死ねば宇宙の塵芥《ちりあくた》。せめて美しく輝く塵になりたい。／それが、私の最後の欲なのです。」

定置網化が進んでいるなかで、網に穴を開けて、私は出ると言っているわけです。

その後希林さんは、二〇一六年二月六日のNHK総合「クローズアップ現代」にゲストで呼ばれて、キャスターの国谷裕子《くにやひろこ》さんと話をしています。テーマは「がんを〝生ききる〟」でした。希林さんは全身にがんができているのですが、うまく治療がいったのか、いまは落ち着いているようです（二〇一八年九月一五日に亡くなりました）。なかなか死なないので、「死ぬ死ぬ詐欺」と言われているとのことでした。落ち込んだときにはどうするか、という話題のときに、「古井戸をガッチャンガッチャンやっていると、最初は水が出てこないで空気だけなんだけれど、そのうちに水がこみ上げてくる」と話していました。私は、言葉も同じだと思いました。いまは、上から降り注いできた言葉に皆が搦《から》めとられている感じがしますが、自ずから湧いてくる言葉には力があります。上から浴びせる言葉を、私は「スプリンクラー語」と呼んでいます。鳥取にはラッキョウ畑があって、時々スプリンクラーで水を撒かないといけないので、スプリンクラーにはそれなりの役割がありますが、湧き水のほうがありがたい（先日の「ブラタモリ」（NHK総合、二〇一八年九月八日）で鳥取砂丘の下に豊富な湧き水があると報じていて、びっくり）。

話が逸《そ》れましたが、「セデーションをどうしますか」という場面です。そのときに、押しつけずに、待つ。待っているうちに、家族の言葉は心の葛藤のなかで変容していきます。そして、変容していく言葉には説得力があります。医療者の側がネガティブ・ケイパビリティをもって決めつけない態度でいれば、本人や家族から最終的に心からの言葉が湧いてくる。湧くまで待とう、ということです。

実は、私はスプリンクラーどころか消火器のようにせっかちな性格です。慌ただしくて、ゆったり構えられない。ネガティブ・ケイパビリティをどう身につけるかが、自分の課題だと思っています。

日野原先生のような人は、別に意識しなくてもネガティブ・ケイパビリティができていたように思えます。精神科医は、「聞く」ことが仕事のなかの重要な要素なので、基本的にそれができます。精神科医にコツを聞くと、「患者さんが何を言っても、三分間黙っていること」と言われたことがありました。そんなことかと思いましたが、やってみると三分は結構長い。つい、「そんなこと言ってもね」と口を出してしまいそうになります。

ネガティブ・ケイパビリティを実現するにはどうしたらいいか、自分なりに考えてみました。しゃべることを抑えるには、つばを飲むのがいいとわかりました。ちょっと息を止めるのもいい。嚥下《えんげ》して、咽頭を使う。脳ですぐさま反応せずに、咽頭を使ったほうが、言葉がつくられていきます。

もちろん、救急車で運ばれて、救急室、ＩＣＵ（集中治療室）で対応しなければならないときに、三分間黙ってじっとしているわけにはいきません。すぐ挿管しなければいけない場面もあります。医療は、身体からの言葉を先に聞く必要があるので、嚥下どころか、つばを吐いてでもすぐに何かをやらねばならない局面があります。この辺も汽水域という感じでしょうか。海水もあれば、別のものも入ってくる。汽水域は、「急ぐ」、「ゆとりをもつ」、「指導する」、「傾聴する」等々、ときに相反するさまざまな要素がまざり合う場です。そんななかで、ネガティブ・ケイパビリティをどう身につけたらいいか。

カンファレンスとオープン・ダイアローグ

私が医者になった当時は、医者が何でも決めて、看護婦はその指示に従うものでした。家族は、

「呼吸器をつけますから、外に出ていてください」と言われて病室を追い出され、しばらくすると、「亡くなられましたので、入ってください」と言われる。何が起こったのかを尋ねると、「いやあ、全力を尽くしましたけど、亡くなりました」で済まされてしまう。そんな、医師主導型の医療がずっとつづいてきました。それを何とかせねばということで、「インフォームド・コンセント」のような言葉が入ってきます。どうしたらいいか、どうするのか、患者さんや家族にしっかり説明をしなければいけないと言われました。しかし、インフォームド・コンセントは、モノローグになりがちです。上下関係に基づく語り。

患者さんに説明する前に、私たちはカンファレンスをよく開いていました。患者さんのなかには、いろいろなタイプの問題のある人がいます。たとえば、ナースコールが多過ぎる患者さんがいる。カンファレンスを開いて、奥さんを呼んで話してみると、お互いに打ち解けて、場の雰囲気が変わってくることがあります。そのときに、病状や治療法についてデータを使って理詰めで説明しても場は和んでいきません。

患者さんの状態が悪いので、奥さんに一回病室に泊まってもらったことがあります。すると、患者さんはよく食べて、みそ汁も飲んだ。そのタイミングでカンファレンスを開きました。私が、「男はいくつになっても、女に、そばにおってほしいもんです」と言ったら、奥さんは、「先生、そんな阿呆なこと言って。わし、もうとうに女じゃありゃしませんで」と照れ笑いを浮かべる。「わしも一人で家を守らにゃいけんと思って、夕方六時になると戸締りして、布団敷いて寝とるです。ガタッと音がすると、何か襲ってきたんじゃないかと思ってヒヤッとなるです。おとうにスマンことになったらいけん。もう女じゃないといっても、襲われんとも限りませんけえなあ」。奥さんの独壇場になって、場はさらに和んでいきます。

カンファレンスを開くと、ナースコールが減ります。エビデンス（科学的根拠）はありませんが、たしかにそういう傾向がある。関心が自分に向けられたということがわかると、患者さんの態度は変わってきます。看護婦のほうも、カンファレンスをした後は、「いかがですか、今日の痛みは、お熱は」と声掛けするときの声そのものが違ってきます。

最近では「オープン・ダイアローグ」を精神科臨床の場では導入しています。本人、家族、ソーシャルワーカー、ケースワーカー、看護師、医師が全員集まって、問題について意見を出し合っていきます。私たちの場合だと、セデーションを開始するときには、オープン・ダイアローグが行なわれます。医療者も患者さんの家族も、自由に自分の意見を出し合います（斎藤環『オープンダイアローグとは何か』医学書院、二〇一五年）。

医療者のほうが、「苦しそうだけどどうしましょう」と問いかけると、患者のお父さんが「わしも漁師だけど、息子はごつい顔してえらそうだし、もうはよう楽にしてやってつかんせい」と言う。「セデーションの薬を使ってください」という意味です。患者さんの妹とその子ども、つまり患者さんの甥にあたる小学校五年生も、お父さん代わりに育ててもらったといってメンバーに加わっています。患者さんの妹は「苦しいのがかわいそうだ」と言い、海女をしている患者さんのお母さんも「もう覚悟はできとるけえ、あの世にええぐあいに行きゃあええだけえ」と言う。ところが小学校五年生の甥だけは、「ぼく、おじちゃん、生きとってほしい」と言い、泣きはじめる。それは貴重な一票です。オープン・ダイアローグでは、一人でも生きていてほしいと言う人がいるときは、その意思を尊重することになります。

オープン・ダイアローグのよさは、結論をもたないことです。「もう眠るがいい」という意見が中心になっても、意見の強制はしません。大事なのは、話すときの感情です。親戚のおじさんが偉そうに言ったところで、あまり説得力がない。心の底からしみ出てくる言葉を待って、それを酌んでいくのがオープン・ダイアローグです。ですから、セデーションをするとか、一日延ばしたとかいう結論が大事なのではありません。みんなが一つの場に集まって、怒りながら、泣きながら、笑いながら、自分の気持ちを外に出すことが重要だ、と言うんです。なるほど、と思いますね。

死とユーモア

黄疸がひどい七〇歳の女の人でした。五年前から治療していましたが、末期になりました。S状結腸がんの肝転移で、黄疸の程度を示すトータルビリルビンが二〇㎎くらいです。三㎎くらいになると、眼球結膜が目に見えて黄色くなります。それが二〇になるのですから、どこからどう見ても黄色い。呼ばれて往診に行って、びっくりしました。おなかも腹水で張っています。

県営住宅に住んでいて、長女は千葉から来る。次女は鳥取にいて、高校生のお子さんを連れている。その三人が看ていました。患者さんの名前をとって、「チーム・ミハルでやっていこう！」と呼びかけてみました。長女は二週間したら、千葉に帰らないといけない。次女のほうはちょっと不安そうです。高校生の子に「これは夏休みの自由研究だと思って、おばあちゃんの死、やろうぜ」と私が言いました。九月に入っていて、夏休みは終わったばかりだったことに気づいて、「来年のにしたらいいが」と言ったら、「わかりました。やります」と頷いた。

彼女の家は県営住宅ですが、水槽でメダカを飼っていたり植木鉢に可愛い花が咲いていたり、暖簾《のれん》がアジアチックだったり、自分なりにおしゃれっぽく楽しんでおられました。だから、最期はこの家でいいと言っていた。「いろいろありましてね、私も」。いろいろと言うのは、経済的な問題もあるし、離婚という問題もある。最初は膵がんと言われたのに、結局は大腸がんで膵臓はきれいだった。前の主治医が謝罪した。誰もが問題を抱えていますが、この人はそういう幾つもの問題を抱えておられました。

「あまりにも黄色い」と言ったら、彼女があるとき黄色のランニングシャツを着ていました。私がびっくりしていると、「黄色いのを着れば、裸みたいに見えるかと思って。どう、先生？」と笑う。人を茶化す患者さんはもちろん歓迎です。「このシャツに乳房を描かんとダメだが」と言うと、「やめてください、それだけは」とおどけて、時間が過ぎていきます。

その日往診するときに、バラが一輪二〇〇円と安かったので、五本買いました。そのバラを帰りがけに置いていったら、「うれしい」と喜んでくれました。なるべく長持ちするように、小まめに水切りをしてくれていたようです。あるとき往診に行きますと、もう千葉に帰るという長女がいて、「先生、きのうは母に吐き気がきて、前みたいに歩けなくて」と教えてくれました。随分弱ってきた様子でした。「這《は》って水洗トイレに行って、ウッウッとしたときに、母は間違って「ウォシュレット」のボタンをひょいと押してしまったんです。そしたら、水が飛び出てきて、母はそれでうがいしたんですよ」と言います。「ウォシュレット」のお湯をうがいに使った人の話を、私は初めて聞きました。思わず拍手をしました。

彼女が「私、臓器移植をしたい」と言いだしました。私は、どちらかというと臓器移植には問題があると思いながら結論には到達せずにいますが、そのときははっきり断りました。肝転移で黄疸ですから、「やめましょう。あなたの臓器を欲しい人はいません」と言いました。「でも、献体、という方法はあります。医学生の勉強になります」とつづけたら、「それでいいの。私、何でもいい、人の役に立ちたい」と言います。それで、臓器移植は諦めてもらって、献体の手続きをしました。鳥取大学医学部の病理教室とはホットラインがありまして、すぐにオーケーをもらえました。

「自分の死のときのお別れの水とか、着る物とかお墓、葬儀屋さんを決めとかないかんのじゃないですか」とストレートに言ってみました。その前に、看護婦同伴で往診したときに「あとどれくらい生きられますか」と患者さんに聞かれました。言わないのが原則ですし、言う場合のマニュアルもありますが、黄色いシャツで私をからかおうとするような人ですから、遠慮をせずに「一週間かな」と言いました。私としてはちょっと多めのつもりでした。看護婦に対しては、「えーっ、たったそれだけ？」とショックを隠さなかったようでした。あと一週間かと思いながら、バラの水切りをされてたんですね。

鳥大に献体することになったので葬式はしない。お通夜だけはこの県営住宅でしたいという希望でした。近所の人たちとも仲がよくて、食べ物をつくってあげたりしていたそうです。亡くなって、一晩お通夜をしました。和気あいあいのお通夜でした。明くる日、鳥大から霊柩車が迎えに来ました。

団地の人たちが一斉にお見送りに出てきました。空は秋の青空。皆が深々と一礼。

ここで言おうと思ったのはユーモアのことです。ユーモアのある緩和ケアが大事だと言われることがあります。それはそうかもしれませんが、ユーモアは放っておいたら起こります。臨床は、死は、ユーモアを避けられない。さっきの「ウォシュレット」の件でも、なぜそういうことが起こるのか。身体も心も健常のときとは違うからです。だから、ユーモアをもたずに最期の日々を過ごすことのほうがかえって難しい、と思いますね。

死を認めないという雰囲気があったとします。家族のなかに、「なんで死ななきゃならないのか。この薬がおかしいんじゃないか」と、批判的な言葉を言う人がいます。臨床だから、いろいろなことが起こります。「看護婦があのとき注射を二回も失敗したけれど、ああいうことでは困る」といったん批判を始めると、医療の場ではいくらでも批判されうることがあります。訴える、訴えられる雰囲気があるとユーモアは生まれません。ユーモアの前提は、信頼関係です。その人の死について引き受ける、その人が自分を誰かに託す、どこかで安心していることが欠かせません。逆に、そうすれば、放っておいてもユーモアは生まれます。人は生の時も死の時も、ユーモアの泉をもつようです。

白魚のような手

思い出深い症例の話を続けますね。症例の底に流れている何かを報告したいんですね。

元看護婦で助産婦のキミータンの話です。産科病棟では、助産婦は力をもっていて、医者はその部下みたいなところもあります。キミータンは、女子プロレスラーみたいな大きな体をしていて、盛り上がる筋肉で日赤病院の白衣もはち切れそうな感じでした。「まず母子の健康がいちばんです。医者がいちばんじゃない」なんて平気で言う人でした。看護学生が実習に来ると、「あんたら、偉そうにナイチンゲールだ、看護論だ、看護診断だと言っとる前にトイレをきれいにしんさい」とハッパをかける。看護学生もびっくりして、トイレをピカピカになるまで磨き上げる。なるほど、これが看護の始まりかと思ったものでした。

産科病棟には内科の患者さんもいます。ある日、産科病棟に行くと、ストレッチャー（移動用簡易ベッド）に妊婦さんが乗ってオペ室に入っていくところでした。その看護婦さんが「朝までは胎児の心音が聞こえたんですけど」と言っている。緊迫した空気が張りつめていました。しばらくして、午後に再び訪れますと、シーンと静まり返っていて、主治医が「婦長さん、二通診断書が要るのかね」と尋ねているところでした。「そうです。一度オペ室に入りましたし、その後ＮＩＣＵ（新生児集中治療室）で挿管したりして、カルテをつくりましたから、必要です」、「出産届と死亡届の二通が要るんか。今までみたいに死産届だけではダメなんだね」。「生誕死」という言葉が浮かんできました。

そこの婦長は、田舎でシジミ採りをした幼い頃を一緒に過ごした人でした。「見られますか。赤ちゃん、いい顔されています」と言って、小さい棺を開けてくれました。紫色になっていましたが、目鼻立ちのきれいな顔でした。見た途端に、その赤ちゃんが幼稚園に行く姿や、入学式のランドセル姿や、大学生になっている姿、結婚式のときの姿が、映像の一コマ一コマとして浮かんできました。キミータンは、その日いつもの元気がまったくなかった。

それから三〇年以上経ってから、キミータンの家族から電話が入りました。「先生、母が先生のところに行きたいと言うのですが、いいですか」と言います。「ちょっと認知症になって老人施設に入っていたら、悪性リンパ腫の末期になりました。そうしたら、母が野の花さんに行くと言うのです」。「どうぞ、どうぞ」と答えました。

キミータンは、やはり女子プロレスラーみたいに大きかった。CTを撮ると胸水がたまっていて、苦しそうでした。「キミータン」と言って手をとると、「あっ、先生、頼んます」とぐっと手を握り返してきます。胸水穿刺《せんし》をするのに、キミータンは巨体で浮腫もあって、普通の針では届かない。カテラン針という長い針でようやく届いて、胸水が取れました。利尿剤でむくみをとって、だんだん小さくなっていきました。痩せてもきました。

娘さんは三重に住んでいて、音楽の先生をしていました。ご主人は介護施設に入っていて、もう一人のお嬢さんは病気で亡くなっているので、見舞いに来てくれるのは三重の娘さんだけでした。一週間に一回くらい鳥取に来てくれました。おしっこがよく出て、だいぶキミータンが小さくなったときでした。娘さんが、「お母さん、むくみが減って、足も手もすびた（腫れが引いた）が」と言った後、「お母さん、白魚の手に戻ったよ」と言います。思わず、「誰が？」と思いました。体は大きかったけれども、指が細くて白魚のような手が母の誇りだった、と娘さんが嬉しそうに言います。一瞬、笑いを堪《こら》えました。この手で三〇〇〇人の赤ちゃんを取ったのが自慢だったと言うのですが、女子プロが白魚の手だったかと思うとなんだかおかしくて仕方がない。でも同時に、その取り上げた三〇〇〇人もの「いのち」の臨床のなかに、三〇年以上前に誕生しその日に亡くなった、紫色の顔をした女の子がいたことを思い出しました。

手の役割、足の役割

手は赤ちゃんの「いのち」を取り上げます。看護の場で、ふだん手は、顔や背中を拭いてあげたり、タオルで汚れを拭き取ったりします。シーツも交換します。褥瘡ができないよう、寝巻きを整えて体の向きを変え、背中をさすります。手のお蔭で随分ほっとした気持ちになる。

九〇歳のおばあさんの患者さんが「息子を呼んでください。早めに死なせてください」と言います。鳥取で老舗のお店を開いている方でした。「そうします。ぼちぼち」と言うと、「ぼちぼちじゃなしに、すぐにお願いします」とせかす人でした。今回の「息子を呼んでください」は、遺言のことかと思って連絡をとりました。息子さんがその部屋に入ると、意外に早く出てきたので、事情を聞いてみると、「遺言はとうに済んでいます。「死ぬ前におまえと握手したかった」と言うので、握手しました」と言います。手のひらは、すごい力をもっているんですね。

看護界の重鎮である川島みどり先生は、「手当学」と名づけて、「手当て」から一つの学問をつくろうとしています（川島みどり編『触れる・癒やす・あいだをつなぐ手――TE-ARTE（てあーて）学入門』看護の科学社、二〇一一年、二〇―二二頁）。私はおもしろい試みだと思っています。

最近の若い人たちに活性型ビタミンDが少なく、骨粗鬆症《こつそしょうしょう》や骨折が多いのは、外に出て紫外線に当たる頻度が少ないからだと言われます。紫外線は、手のひらに限られた時間だけ当てれば、体全体を当てる必要はないという説があります。まるで手のひらで太陽光発電するような感じです。

高史明《コサミョン》さんは足の裏の大切さを強調します。自殺したいという女の子に、こう語りかけています。

「「死にたいって、君のどこが言ってるんだい。ここかい？」と頭を指さすと、こくりとうなずきます。私はとっさに言葉をついでいました。／でも、君が死ねば頭だけじゃなく、その手も足もぜんぶ死ぬ。まず手をひらいて相談しなきゃ。君はふだんは見えない足の裏で支えられて立っている。足の裏をよく洗って相談してみなさい。」

「命は一つだから大切なのではなく、君が家族や友人たちと、その足がふみしめる大地でつながっている存在だから貴重なのです。切羽つまった時こそ、足の裏の声に耳を傾けてみてください。」（高史明「自分支える足の声、聞いて」、朝日新聞社編『完全版　いじめられている君へ　いじめている君へ　いじめを見ている君へ』朝日新聞出版、二〇一二年、六二―六三頁）

手のひらと言わずに、足の裏と言うのがおもしろい。そうしてみると、私たちがもっているあらゆる臓器に感謝しなければなりません。

死より歯

その人は一〇〇歳のおばあさんでした。ある老健施設に入院していて、娘さんが「一日でも長く生きてほしい」と願い、一〇〇〇ccの輸液をされていました。だから浮腫が起こります。何も食べられないので輸液していたと言いますが、その用量が過ぎると、逆にその人を苦しめることになります。点滴をし過ぎたために、その人の主訴はむくみとかゆみでした。

おばあさんは、その施設を出て、こちらの診療所に来ました。「前の施設の先生に、胃瘻をするしかないと言われたが、胃瘻はさせたくない、そして母には生きてほしい」。それが娘さんの気持ちです。私は、輸液量が多過ぎると判断しました。一〇〇歳だから、ほどほどにしたほうがいい。胃瘻はやめよう。点滴量を三〇〇ccに絞って、かゆみ止めにはステロイドをちょっと使おうと決めました。劇的に浮腫が引いていきました。張っていた皮膚が穏やかになり、かゆみもなくなった。

死ぬか生きるかがテーマのときに、主訴が「かゆみ」です。がん末期の人の主訴が「しゃっくり」ということもあります。痛みはコントロールできても、しゃっくりのコントロールは難しい。しゃっくりやかゆみなど、生き死にを考えるとどうでもいいことをと思うかもしれませんが、臨床では、そういうどうでもいいことが意外と大事になってきます。

そう思うようになったのは、勤務医時代に七五歳くらいの元内科医を診たときでした。がん末期で、下顎骨にも転移していました。「いかがですか」と聞くと、「歯が痛くてね」と言うので、違和感を覚えました。「生きるか死ぬか」と「歯が痛い」では、前者のほうがランクが上だと思っていたからです。「死ぬのはいいんです。でもこの歯を、歯を何とかしてもらいたい」。「死より歯だ！」と言われて、ガツーンと食らいました。私たちは、死を論じるとなると、哲学上の大問題のように思いやすいのですが、実は、些細と思われることのほうが本人にとっては一大事である場合は少なくありません。

一〇〇歳のおばあさんは、かゆみがとれたら、「先生、表情が違ってきました」と娘さんが喜んでくれました。娘さんは、店を新しく出すために忙しくしていて、「その頃までは生かしてやってください」と、結構勝手なことを言っていました。いざ店ができると、今度は、「先生、一〇〇歳の誕生日まで生かしてください」と言います。一一月五日が誕生日で、無事一〇〇歳になられました。「いよいよの時が来るように思いますが、どうですか」と娘さんに相談すると、「身内としては一日でもと言っていましたが、私ももうそろそろかなと思えます」と神妙な面持ちです。あとは自然に任せるしかありません。任せるにも、任せる時が、任せる人が、人それぞれにある。時が生まれるのを待つしかない、ですね、ほんとは。

第四節　定置網を破る

臨床の小競り合い

臨床の小競り合いは、いつもあります。二つの相異なる方向の間でせめぎ合いが起こるのは、日常茶飯事とも言えます。「胃瘻を抜いてください」と言う患者さんがいました。私は胃瘻反対派ですから、ぜひ抜きたいと思いましたが、抜いた後にちゃんと食べられるかなという心配はあります。食べられなかったら誤嚥性肺炎を起こすことにもなるし、もう一回胃瘻を入れるくらいだったら抜かないほうがいい。その人は、脳梗塞になった後、胃瘻がないと施設に入れないと言われて胃瘻をつくった。ところが、その施設が長くなると、家に帰りなさいと言われ、家に戻ってみると、「わしゃ、ちゃんと口で食いたい。こんな姿で生きとうない」と思ったというのです。

これだけ意志が強ければ、やっていけるかもしれないと思いました。胃瘻を抜いて、数日後に穴は閉じます。「食いたい！　すき焼き食いたい！」。こういう言葉が出る場合は回復する可能性が充分にあります。いまは胃瘻なしで生きています。すき焼き、食べられました。

腹水がたまっている患者さんに、「腹水を抜いたり点滴したりしながら、もうちょっと長く生きてみましょうか」と尋ねて、「いいえ、短く」と言下に否定されたことがあります。以前なら、反対に私のほうが、長らえないことをお勧めする側だった。「でももう少し」と言うと、「短く。無駄生きです。税金の無駄使い」と答えられました。この人は、昔アムネスティの活動を一緒にやっていた仲間でした。でも、だからといって、「短く」するようなことはしませんでした。

その元仲間が亡くなったときにお通夜に行くと、ファックスでやりとりをしていた県外在住の二人の息子さんと会い、簡単に挨拶を交わしました。ところが、看護婦は通路で奥さんと抱き合っていてなかなか帰ってきません。奥さんと一緒になって、下の世話をしたり、着替えさせたり、口の中をきれいにしたり、不眠対策をしたりしていた看護婦でした。闘う同志みたいな空気が自然に生まれ、奥さんとのチームができていた。私は、腹水を抜いて点滴の指示をするだけですから、息子さんたちとの会話は「どうも」、「ありがとうございました」で素っ気なく終わりますが、看護婦と奥さんのほうは、全力を出しきって試合を終えたチームメイトのように、抱き合ったまま離れません。私はちょっと嫉妬しましたね。看護婦っていいなと思いました。いや、大変だなとも思いましたけどね。

臨床の小競り合いのなかから、定置網の綻《ほころ》びを破ることも生まれます。そのために必要な条件は、やはりお互いの信頼関係しかありません。医療者の側が「この人は放っておけない」と思い、患者さんの側が、「あなたたちに任せた。自分の思いを心底わかってくれているのはあなたたちだけだ」と託す。しかし、こんな関係は、実際にはかなりしんどいものがあります。適当にやっていたほうが、実は長くうまく行く場合もあります。「信頼関係」という言葉も何か硬いですね。いい言葉ないかなあ。

背中で死を感じ取る

医療者が介在しない死も稀にありえます。草部さんという三六歳の男の人で、がんの末期、おなかがパンパンに腫れて腹水もありました。「入院されますか」と、ホスピス病棟を見てもらいました。ニコッと笑って、首を横に振る。「在宅でもできますよ。看護婦が訪問します」と言うと、またニコッと笑って、首を横に振る。お母さんが「一週間に一回、私が連れてきます」と言うその顔を見ると、結構くたびれた様子でした。なかなか余裕はないなと思いましたが、その頃は私もネガティブ・ケイパビリティを意識していたので、「あ、そうしますか」とひとまず言っておきました。

一週間後、夜中に私の携帯電話が鳴りました。詰所の看護婦から「草部さんのお母さんからです。息子さん、呼吸がおかしいと言って、来ると言っておられます」。私はすぐに診療所へ向かいました。駐車場に着くと、ちょうど車が着いたところでした。お父さんが運転して、お母さんはずっと彼を背負ってきたようです。背負ったまま、車から降りました。私が「処置室に来てください」と言うと、お母さんは「先生、この子、さっき、息が止まったみたいです」と言う。「さっきお漏らしをして、背中があったかいんです」。夜中の一時でした。とにかく処置室に向かいました。処置室のベッドにおろすと、顔は、チアノーゼで紫色になっていました。手も足も紫色です。脈を触ると、ありません。心音もない。瞳孔は散大しています。「お母さん、亡くなっています。息を引き取っておられます。よく頑張りましたね、家で」と言いました。

一週間後に手紙が来て、「私は先生に叱られると思った。でも、先生によく頑張ったと言ってもらえて、どんなに心が救われたでしょう」と書いてありました。私は、この症例に愛着をもっているのですが、それは医療者が関わらなかった症例だからです。家族が自分たち自身で、その死を見届けています。それは太古からあったことです。意図したわけではなく、思いがけずそうなったのですが、立派だと思いました。背中に背負《しょ》っていて、呼吸が止まったのをキャッチしたことにもびっくりしました。背中が死を判定できるなんて、これっぽっちも思っていなかった。たいていは目で判断します。背中が失禁と温かみをも感知するものであることは、そのときに教えられました。医療者がほとんど介在せずに、背で死を見届けたというところに感服します。

道ができている場所では

きょうの話はこれで終わりです。臨床の現場は、物事を決定しにくいところを行ったり来たりしている、ということを具体的にお話ししました。そのような臨床の現場でこそ、医療者が信頼関係を築くためにネガティブ・ケイパビリティが生きてくる。根本にあるのは、人は傷みやすいということです。臓器も病むし、心も傷つきやすいし、家族の形も脆い。いつも「ヴァルネラビリティ vulnerability」＝「傷つきやすさ」がついてまわります。

そのような存在として、患者さんは、どこかで「ヘルプ・ミー Help me!」と叫んでいます。自分でできるうちは自分でやるし、最後まで「ヘルプ・ミー」を言わない場合もありますが、「ヘルプ・ミー」という遠い心の声はあります。医師や看護師たちは、その心の声に応えようとします。か細く、脆く、傷つきやすい人たちの「助けて」という声にならない声を聞き取って、助けるのが医療の出発点でしょう。

患者さんやその家族と信頼関係をつくりながら、一艘の木の船の乗組員になる。その船の真ん中にはもちろん患者さんが乗っていて、前方に看護師、医師が乗っている。後方には家族が乗っていて、他の職種の人も、町の人も乗っている。その船は、何を捕りに行くのか。クジラではなく、死を獲得しに行きます。乗組員たちがチームワークをつくって一つになれるかどうか、そこに死の臨床の未来はかかっていると思います。

インドの詩人タゴールが述べていました。何年も臨床にいて、たくさんの症例に出会わせてもらって、いろいろ考え込んだりしながら、なぜかいつもこの詩に辿り着きます。

道ができている場所では、わたしはわたしの道を見失う。
大海には、青空には、どんな道も通っていない。
道は小鳥の翼の中、星の篝火《かがりび》の中、移りゆく季節の花の中に隠されている。
そこでわたしはわたしの胸にたずねる——おまえの血は見えざる道の知恵をもっているか、と。

（タゴール「道ができている場所では」（一九一六年）山室静訳、『タゴール著作集』第一巻・詩集I、第三文明社、一九八一年、二二八―二二九頁）

タゴールがこの詩を書いたのは一〇〇年も前のことと思います。私がこの詩に出会ったのは、さきほど紹介した高史明さんと奥さんの岡百合子さんとの対談集『いのちの行方——人間とは何か』（径書房、一九八五年）のなかででした（同書、一六七頁）。すごい詩だと思って、『タゴール著作集』に当たってみました。この詩に出会ってから既にもう二〇年以上が経ちます。いまもこれを読むと、私がグジャグジャと言ってきたことは、もうタゴールがきちんと整理していることがわかります。「定置網化」についてお話ししましたが、タゴールのこの詩は定置網化とは逆の方向を明瞭に語っています。きょうのテーマをもう少し砕いて言えば、私が目指さねばと思っているのは、「押しつける、決めつける、美化する」ことから距離を置くということです。

（二〇一七年一二月二〇日）

Ⅲ　ぼくの医学概論

第一節　過誤に学ぶ

「医学概論」というと医学道徳のようで、たいていの臨床医は好まないのですが、「医者としての道徳的態度」についてはずっと気にはなっていました。私の若い頃は、「医学概論」と題する本もそうはありませんでしたし、医学生の関心を引くものではなかったように思います。医師になってからは、日々の臨床に流されて、いまに至るまで医学概論に向き合うことがありません。この機会に、医者としてどう生きていったらよいかを考えるために「ぼくの医学概論」を話してみたいと思います。

本来の医学概論は、「科学のなかの医学」といった大きなテーマを扱うものと思いますが、個人的にはそういうテーマを持ち合わせていません。「基礎医学概論」と「臨床医学概論」とに分けるやり方があるとすれば、私がお話ししたいのは「臨床医学概論」、つまり「医療概論」のほうです。医療は日々のドンパチですから、そういう「医療概論」なら語れるか、と思った次第です。

現実の医療の世界に入りますと、なかなか大局的に、あるいは大空からコンドルやトンビが見るように俯瞰的に、全体を捉えることができません。アリやオケラのような、地に這う虫のごとき見方になってしまいます。作家の小田実《まこと》さんは、これを「鳥瞰図」ではない「虫瞰図」と言っていました（鶴見俊輔・小田実『オリジンから考える』岩波書店、二〇一一年、一四一―一四二頁）。空に行かない、行けない、あるいは行きたくない。地を這いながら、そこにある出来事から、一つ一つ考える。空は、ただ時々見上げるだけ。そういう虫の目の医学概論を「ぼくの医学概論」と名づけてやってみたいと思います。言葉としては、「殺すな」「身体」「過誤」「ケア」「ディスコミュニケーション」「障害」などが登場してきます。

殺すな

「ぼくの医学概論」のなかで、一番の倫理は「殺すな」です。「死なすな」ではありません。たくさんの患者さんたちが亡くなられていくのを見ている臨床医ですから、死は避けることができない現象だと思っています。

「殺すな」を考えるときの典型例が七三一部隊でしょう。私が医者になったのが一九七四年ですが、森村誠一さんの『悪魔の飽食――「関東軍細菌戦部隊」恐怖の全貌』（光文社）が出たのが一九八一年です。翌八二年には、中国帰還者連絡会編『新編　三光――中国で、日本人は何をしたか』第一集（光文社）も出ました。驚いたのは生体実験がなされていたことでした。戦中の満州ハルビンで、「マルタ（丸太）」と呼ばれる捕虜を使って、体内に細菌を入れるとどうなるか、低温で身体にどんな変化が起こるか、等の実験が行なわれていました。それが国家権力の下で行なわれ、そこには国家資格である医師免許をもった医師たちがいた。

生体解剖の場面が強く頭に残っています。医療が人を救うどころか、人を殺している。医学の極にはそういう要素がありうることを知りました。それを読んだのは、臨床医になってから七、八年目のことで、病理解剖が多く行なわれていた時代です。場所を変えて状況を変えると、この同じ手が、生体解剖をするのかもしれないと思うと、ゾッとしました。「解剖」という点では、手順といい、道具といい、まったく同じものなのです。医学・医療には「人を救う」と「人を殺す」という相反する面が背中合わせに張りついている。そのことが医学概論の根っこに据えられなければならないと感じました。鳥取に帰ってみると、七三一部隊の関係者がやはり総合病院や一般病院の重要ポストに就いていました。そういう人の管轄下で、若い医者たちが医学を学んできたことは否めません。

国立京都病院で研修医になったのは、『悪魔の飽食』が出る前です。その頃はまだ画像診断、CTもMRIもエコーもありません。患者さんが亡くなった後、何がこの人の身体に起こって死に至らしめたのか、がんの転移なのか、肺炎なのか、あるいは結核が再燃したのかを確認するために解剖をお願いすることがしばしばありました。病理解剖は、最終的に何がその人の死因になったかを教えてもらう重要な医学的行為でした。いま考えると、遺族の方に対してやや高圧的に解剖の承諾をとっていたようにも思います。

病理解剖では病理医が、白墨のように変化した肺の一部を示して、「乾酪《かんらく》性肺炎 caseous pneumonia」だと教えてくれる。その頃増えていた肺がんの肝臓や副腎への転移を実際に見せられて、「肺がんは副腎が好きなんだ」と説明を受けると、急に副腎が身近な臓器に思えてきます。

若い男性の睾丸《こうがん》腫瘍の病理解剖では病理医が、「女性ホルモンのゴナドトロピンは、どうでしたか」

と聞き、泌尿器科医が「陽性です」と答える。「男の患者さんなのに、女性ホルモンが陽性？」と不思議に思いました。この場合の睾丸腫瘍は、「絨毛《じゅうもう》がんchoriocarcinoma」と呼ばれる種類のものでした。胎児のときの遺物の「絨毛」が睾丸でがん化したものです。転移した腫瘍の内部が出血するのを見せられて、男性でも女性ホルモンが出ている人間の身体を学びました。

「君、今度から夜中に一人でやってくれ」と病理主任に言われて、さすがに最初は、遺体と一対一で向き合うのに緊張しましたが、少しずつ臓器の扱いにも慣れてきます。何体かこなすと、まるで寿司屋のおやじが「はい、いらっしゃい」とネタを切るように、臓器を扱うことまでできるようになりました。解剖が終わると、新聞紙や木毛《もくめん》という材木の屑を遺体のなかに詰めて、骨も納めて、元どおりのような体裁を整えます。

死体を前に「殺すな」という声をいつも身近に聞きつづけたわけではありません。でも遠くでその声は、聞こえていた気がします。

戦場化する身体

次に、医学概論の前提になるのが、身体の不思議さです。近代化のなかで、周りの環境が急速に変わっても、身体のほうは昔と変わらず、目や耳や手や足がある。先天性の異常もあるので、全員が同じとは言えないにしても、指は五本ずつ、手は二本、足は二本、目も二個。このことは原始時代から同じです。動脈硬化が進み、脂肪の量が増える、といった多少の変化はあっても、変わらず当てにできるのが身体です。社会構造が変わっても、教育が変わっても、身体は変化についていかない。指は七本が便利だ、手がもう一本あったほうがいい、とはならない。身体だけが節度をもっている、とも言えます。

患者さんが、「苦しい」、「痛い」と言って目の前に座ったときに、医療者はその身体を見て、叩いたりつねったりする。呼吸の音を聞いたり、喉の中を見たりする。それを「身体所見」と言います。不変である身体を覗かせてもらうのが、医療の根本であり、医学の根本です。先輩の医者たちは、画像機や内視鏡の技術が進むときに、「ＣＴやＭＲＩや血液検査や超音波をする前に、身体所見から想像される画像を自分で絵に描け」とよく言っていました。いまでも大切な忠告だと思っています。聴診器で聞いたり、叩いたりして、顔色の悪さやしんどさを見て、どんな出来事が起こっているか見当をつけ、絵を描いてみる。その「身体所見」が疎かになると、机に座って画像やデータしか見ない奇妙な医療者が出現することになります。

私たちは、自分の身体を自分のものと思っていますが、自分がつくった身体ではないことも知っています。では、その身体はどこから来たのか。おそらく宇宙の一部として、私たちは生きている。宇宙の一部がここに来ている、という感じもする。だから、最後に「宇宙に返して」と言われれば納得する面もあります。「宇宙」という言葉が適切でないとしたら、「Ｘ」、つまり何かわからない大きなものでもいい。誰もの身体のなかに「宇宙」の一個が入っているのは確かだ、という思いはあります。

私たちの身体は実に不思議です。寒いと思ったら、皮膚が収縮して保温し、放熱を抑えます。脱水になってくると自然に水が欲しくなり、水分が補給されると腎臓が次の対策を考えてくれる。何か事が起こると、交感神経が動いて腸の動きを止めて、目は見開かれる。事が終わると、リラックスしてそうしろと言っているわけではないのに、腸が動いて脈がゆっくりになり、目も少し縮んでくる。こうしろと言っているわけではないのに、そうなっていきます。それを「ホメオスタシス homeostasis」と言います。内部環境を一定の状態に保つために、ホルモンや神経伝達が身体を調節する「恒常性」です。それは、本人の意図を超えているし、医学者の意図を超えています。

私たちは、空の彼方に宇宙があると思いがちですが、詩人の谷川俊太郎さんは、「宇宙は鼻の先」（『自選　谷川俊太郎詩集』岩波文庫、二〇一三年、三〇八頁）と言っています。ドキッとしました。鼻の、ふっと息を吐いたところからもう宇宙につながっている、もうそこが宇宙だ。鼻の先から宇宙だとすれば、私だって宇宙飛行士です。身体は、その宇宙と交流している。病み、老い、そして死が訪れたとき、自分を生かしてくれた宇宙の一部がその生の限界を告げていると考える、つまり死を身体と宇宙との交信だと考えると、受け入れがたい死にも納得できるのではないか、と思いました。

がんの末期の人などは、栄養も少なく、モルヒネや他の鎮静薬が効いて安らかに亡くなるかというと、これが思うようにいかない。急に細菌が身体のなかに入ると、敗血症になります。ＤＩＣ（播種性血管内凝固症候群）という状態になって、細胞が血液細胞をつくれなくなり、血小板が急に減少し、出血傾向を生じ、黄疸が現れます。腎臓が働かなくなると腎不全です。昔は尿毒症と言いました。身体も脳も動きが鈍り、熱も出てきます。静かであってほしい身体に、反逆が起こるわけです。そうしたなかで、譫妄《せんもう》状態に陥り、混乱したあるいは異常な行動が起こる。反乱を起こす身体を、私は「戦場化する身体」と名づけました。

臨床で働いていますと、戦場化した身体にどう向き合っていったらいいかは、日々のテーマになります。もちろん、薬物で抑えることもありますし、とにかく便通をよくすれば、戦場化の一部が整うこともあります。家族に来てもらうことで混乱が収まる場面もありますが、それは人間関係的な部分で収まるだけで、身体のほうは何が起こるかわからない。だから身体は、私たちの手中に収まらない、コントロール下に入らない。それは一個の大きな宇宙だから、と思えてきます。

思いがけないこと

前回、「定置網化」と言いましたが、この社会は、アルゴリズム、ガイドライン、マニュアルで線を引こうとしています。しかし、現実に臨床に降りれば、思いがけない出来事が起こる。急に震えが来たのが、「思いがけずも」昔の結核が騒いだ結果だったことがあります。胃がんだと思っていたら、「思いがけない」別のがんが見つかることもあります。「思いがけない」では済まされないのですが、ともかく決めつけることが誤診のもとです。

いいほうの「思いがけず」もあります。ギタリストの村治佳織《むらじかおり》さんが来てくれたときに、がん末期のギター好きの男の子が握手をしてもらった。すると、その日は痛みが出てこない。企むとたいていうまくいきません。「思いがけず」は、企みとは違う力をもっていて、そういうものが臨床の力になっていく。だから、「思いがけず」があることを、医学概論には欠かしてはならないと思うわけです。

マニュアル、ガイドラインで対処できるのはごく一部です。臨床のほとんどは「思いがけず」の世界です。がん末期の患者さんたちの容態が、「思いがけず」急変することがあります。多くは、吐血、喀血、窒息です。外陰がんの女性が、ポータブルの水洗トイレに座ったときにそこから出血して失神する。頭頸部がんの人は、そこから出血すると止められない。それで絶命します。家でトイレに座ったまま、急に亡くなる人もある。肺梗塞、心筋梗塞、脳出血、クモ膜下出血等、ウーンと気張ることで、体力の衰えた身体に急変が起こり、死が訪れる。身体は、「思いがけなさ」をもちながら生きているといっていいでしょう。身体そのものがカオス。だから臨床はカオスの宿命をもつのでしょう。

許された過誤

さらに過誤についてです。過誤というと一般に悪いこととされていますが、私自身は「過誤には世話になった」という感があります。「ぼくの医学概論」では、「過誤を起こしてはならない」とは書きません。「過誤は避けられないと心に留めよう」くらいに書きたい。

医療裁判で多いのは、ネオフィリンの注射で急死するというケースです。喘息発作に使うネオフィリンは、ゆっくり入れては効かないと言う患者さんがいました。ところが、速く静脈注射をしてしまうと急死するということが起こります。私は、ネオフィリン液が入っている一〇ccのアンプルの形態に問題があると思いました。はじめから生理食塩水一〇〇mlにネオフィリン液を溶解した商品があれば、点滴として落としても三〇分以上かかりますから、死ぬことはありません。薬品会社に改善すべきだと提言しましたが、経済的事情でなかなかできなかった。ようやく二五〇ccのものができて一〇年以上経ちますが、ネオフィリンによる死亡、ＩＶ（静脈注射）死はもうなくなっているはずです。工夫によって過誤は防げる。

輸血のミスもありました。同姓同名の人がたまたま二人いたために、血液型の違うものを輸血してしまったという悲しいこともありました。心臓の手術で、バーコードを間違えて、正常な人の心臓を手術したという情けない話もあります。

以前、実際にあったことですが、主治医がカリウムが少ないおばあさんに、塩化カリウムを点滴内に入れてという指示を出したところ、若い看護婦が静脈注射をしてしまって、即死された、という事例があります。安楽死を認めている国々でなされる安楽死のやり方は、ラボナールという麻酔剤を投与して眠った後に、塩化カリウムを入れることです。期せずして、情景としては、安楽死と同じ方法がとられたということで、訴訟になりました。病院側は全面的に詫びるしかありません。

避けられる過誤もあります。ヒヤリ・ハット事例の活用、複数点検、指呼《しこ》確認。声を出し、指でさし、「誰々さんの血液型はこれですね、間違いないね、誰々さんだね」と確認する。指呼確認は、JR職員がしつこいくらいにやっているのを見かけます。医療の場は、いつでも死亡事故が起こると思って、JR職員に学ぶべきだとさえ思っています。

新卒でもベテランでも過誤を起こします。「友だちのナースが「おかゆ」と「パン」を配り間違えて、患者さんがパンを詰め窒息死した。それを知ったとき、「私でなくてよかった」と思った。その気持ちがとても後ろめたくて、その友だちに何も声をかけられなかった」（徳永進『ナースの広場』関西看護出版、二〇〇五年、一四頁）。すぐに対応すれば何とかなったのですが、みんなが忙しく、配るだけでいっぱいでした。医療者は同業者ですから、お互いに助け合うのが根本にありますが、起こる過誤については、自分でなくてよかったと思いやすい。みんなでどうやって減らすかを考えないと、過誤はなくならない。

研修医のときに、写真を見せられて先輩に言われたことがあります。気胸を起こして、肺がパンクしていました。針を刺して、胸腔に漏れた空気を抜く、脱気するのですが、そのケースでは、脱気をした瞬間に患者が死んだと言われました。その人は内臓逆位症と言って、左右が標準とは逆になっていたのです。レントゲンを撮ると心臓が右側に写っていたので、思わず裏返しに見てしまい、その結果、正常な肺のほうに針を刺してしまった。その途端にそちらも気胸を起こし、左右両方の気胸でもう救えなかった。だから、「穿刺するときは身体所見で呼吸音を必ず聞け。空気が入っているか入っていないかは、聞けばわかる」と言われました。

臨床の場で、どうしたら過誤が避けられるか。象徴的に言えば、内臓逆位症の人がいることを忘れてはならない、どんな単純なことでも間違いないかつねに確認が要る。

あるとき、生後三日で亡くなったお子さんの病理解剖を頼まれました。私は解剖医の資格をもっていました。小児科の主治医、院長、私で解剖をすることになりました。そのお子さんは、幽門部狭《きょう》窄《さく》を合併するヒルシュスプルングという先天性疾患があるかのように、消化ができずに吐きつづけた。いまでは、母胎内でそうした疾患が確認できるようになっています。小児科の医師が管を挿入し造影剤を入れた途端、胃ではなくて肺に入ったために肺炎を起こして亡くなった。家族からは、死亡に至る経緯をはっきり説明するように要請が来ていました。それで解剖することになりましたが、小児の解剖はつらかった。大人の解剖は動脈をハサミで切っていくとザクッザクッという音がして、動脈硬化もガリガリという手応えがありますが、小児の場合はそのままサクサクと切れていきます。胃は標本にして検査にまわし、一週間後に結果が出ます。

ご家族を呼び、スライドを用意して、発表しました。その席に、私、院長、小児科医、ご家族二人がいました。結局、幽門部狭窄も認められず、医療過誤の経緯の全体が明らかになりました。主治医も私も院長も頭を下げました。「承知しました。今後このようなことがないようにしてください。私の一子、二子、三子はこの病院で命を授かりました。みんなよく育っていますが、四人めにこんな悲しいことが起こりました。ほかの患者さんたちがこういう思いをしないように努力してください」。過誤が許されたときに、過誤はあってはならないことを、逆に強く教えられました。過誤は避けられません。過誤をしてきた者として、あるいは過誤を許された者として、医学概論のなかには過誤についての記述がなければならないと思います。

過誤によってしか過誤を乗り越えられない、ジレンマです。

第二節　ケアとしての医療

ケアに出会う

看護概論ではなく、医学概論だから、「ケアに出会う」は要らないと言われそうですが、医学はケアを内包していなければならない、というのが私の持論です。

ヴァージニア・ヘンダーソンは、「看護の基本となるもの一四項目」を述べています。「患者の呼吸を助ける」から始まって「飲食」「排泄」「動作」「休息と睡眠」「衣類」「体温」「身体の清潔と皮膚の保護」「安全な環境」「コミュニケーション」「信仰」「仕事」「レクリエーション活動」「学習」です

（ヴァージニア・ヘンダーソン『看護の基本となるもの』湯槇ます・小玉香津子訳、日本看護協会出版会、一九六一年。再新装版、二〇一六年、三六頁）。私は、この人の一四項目があまりにも気に入ったので、一五項目として「患者の死を助ける」を提案しました。ヘンダーソン＆トクナガによって、ケアの定義は見事にできたと勝手に思っています。

ケアは何をするのか。「おはようございます」と言って、目やにをとる。口角の汚れをとる。背中を拭き、腹も拭く。会陰部は番茶のようなもので洗浄する。そうやって全身をきれいにする。パジャマのしわを伸ばす。乱れたシーツを伸ばす。もう一回、背をさする。これを朝のケアとか、イブニングケアとか呼んでいます。看護婦たちが「ケアに行きましょうか」と言っている意味が最初はわからなかった。ケアは、全体を指す場合もありますが、実務に当たっている看護婦たちは、もっと具体的な限定的な意味で使っています。

「もう死ぬ、死なせて」と言う患者さんがいました。おばあちゃんで、末期です。その頃、私は安楽死的なことを考えて、どの薬をどう使うかを考えていました。いまはそんなことは考えません。その患者さんに、看護婦がお湯を持っていって、足浴をする。垢が出る。私が夕方回診に行くと、「先生、足浴してもらって気持ちがよかった。生き返ったようでした」と言う。「あれ？　さっき、死なせてーと言っていたのに」と思いました。ケアにはそういう力があります。医者のほうには、安楽死をせがませるような力がある。だから、医者だけでは、臨床は七三一部隊に近い形に充分なりえます。そこに心あるケアが入ると、まったく七三一部隊から離れます。だから、ケアを抜くわけにはいかない。

若い女性が自死を図って飛び降りて、頸髄損傷となりました。整形外科医が呼吸器をつけたのですが、呼吸器の不具合があって、私が呼ばれることになりました。わずかなことで呼吸器は整いましたが、その患者さんは、「何しに来た」という目で私を見ます。「これで大丈夫です」と言うと、凍ったような顔をしていました。「二度と来るな！」という表情です。自死を試みて死ねなかったので、つらいのでしょう。「飛び降りが成功したほうがよかったかな」とも思いましたが、この状態でどうするかなと思うと、また薬物のことが思い浮かぶわけです。思っただけで、何かをしたわけではありません。

一カ月後、大部屋のおばあちゃんが家に帰るというので、在宅医療をどうしようか話をしていると、その前で明るい声が聞こえます。ふと見ると、一カ月前に、「もう来るな」という冷たい顔をしていたお嬢さんが、笑ってテレビを見ていました。カーテンのなかから看護婦が出てきたので、唐突でしたが「あなた、この看護婦さん、好きでしょう」と聞いてみました。そうしたら、「うん」と頷きます。看護婦は照れて、「うそ、うそ。この子は私が当直のとき、卵焼きとアンパンマンのふりかけを持ってくるのを知っていて、それを狙っているだけです」と言う。お嬢さんは、また「うん」と頷きます。そのとき、私は負けたと思いました。私が考えていたのは麻酔薬のような薬物三種なのに対して、看護婦が考えていたのは卵焼きとアンパンマンのふりかけの二品。卵焼きで笑顔が戻り、生きていてよかったと彼女は思い直しているかもしれない、と思いました。

もう一人は、海辺に住んでいる漁師の奥さんです。「家で死にたい」と在宅を選択されて、そこに行ったときです。奥さんは白い顔をしておなかが腫れていたので、私は、検査をしたうえで輸血して、腹水穿刺もしましょうと提案しましたが、「せん！」と言います。「わしは死ぬ、ここで死ぬ、死ねる！」。看護婦が、頭を洗ってあげることを提案して、「先生、このペットボトルにお湯を汲んできてください」と言いました。部屋のなかには新聞紙やチラシが散らかっていました。初めて入る家ですが、どの家も構造はそう変わらないので、台所に行ってお湯を出して持っていきました。今度は、「ペットボトルのふたに穴を開けてください」と言われました。なるほど、シャンプーをするのに、これをシャワー代わりにする意味だったのか、と了解しました。でも、千枚通しがどこにあるかわからない。「漁師さんのおうちだから、台所に行けば、細い包丁なんかあるんじゃないですか」とその看護婦に言われて、たしかにありました。手を切りそうになって、三つ穴を開けて持っていったら、「ああ、三つですか。五つ開けてほしかった」。主治医は私のはずなのに、ケアの看護婦が「ああだ、こうだ」と指図をする。今度は「先生、シャンプー」と言われ、風呂場に探しに行くと、シャンプーがあって、持っていきましたが、すぐには泡が立たない。頭皮がコールタールみたいに固まっている。「おかわり」と指示されて、ペットボトルにお湯を入れて、三杯めくらいでようやく泡が立ちだしました。「先生も、ここをこすって」。主治医は私なんです。ある程度きれいになった後、看護婦が、タオルを三本熱いお湯で絞って、中国の曲芸団みたいに、お手玉の要領で持ってきました。それを患者さんの額にもほっぺにもつけて一五秒くらい押さえていると、その患者さんが突然、言ったんです。「気持ちいい！」。

明くる日、その看護婦が、「先生、夜、私、手がもうチクチクして寝られませんでした。朝になってもまだ赤い。真っ赤です」と言いました。私はそのとき、ケアというのは手のひらをやけどすることと悟りました。医学概論には、ぜひそれを入れたい。上空から見る医学概論だと、手のひらをやけどすることがケアの一つの本質であり、医学はそのことを踏まえておかねばならない、とは決して書かないでしょう。

がんの末期の人に胸水がたまることがあります。胸水を抜いて、がんがよくなるわけではありませんが、症状コントロールとしては胸水を抜いてあげなければなりません。ときに胸膜癒着術(特別な薬を胸水除去後の胸腔内に注入する)も必要です。写真を見ていただくと、医者は穿刺をして、胸水が出るのを見ているだけです(図1)。いっぽう、看護婦が患者さんを抱える腕は安心感を与えます。両者の鼻の位置が近いことに注目してください。胸水を抜いてもすぐ呼吸数は減りませんが、「ハア、ハア」としていた息が「ハアー、ハアー」くらいに変わります。息を鼻先で感じているところにケアの姿があると思います。

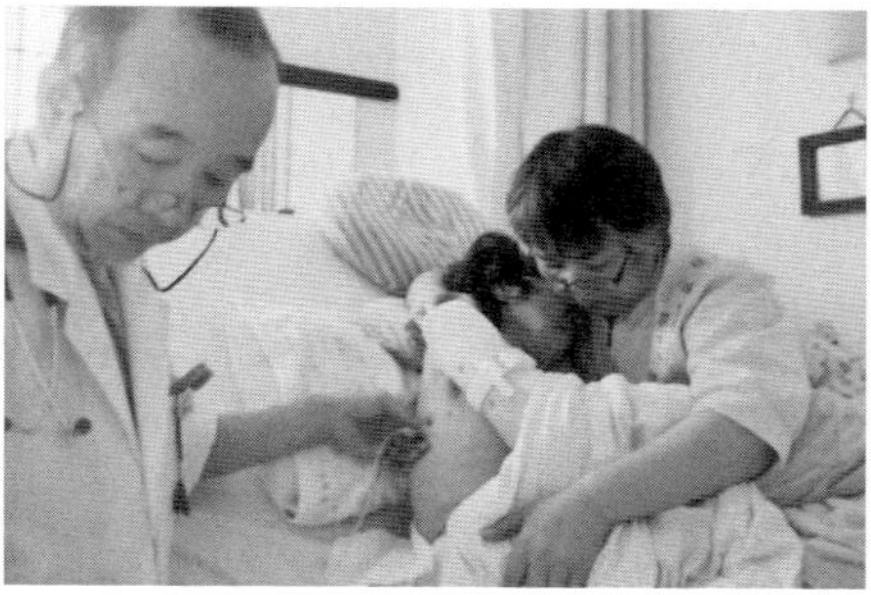

図1　医者の視線，看護婦の視線

看護婦の数が少なくて、交代で私が当直することがありました。診療所では、医者が当直しても許されます。「ゴキブリが出ました」、「間違ってナースコールを押しました」、「ポータブルトイレに下ろしてください」等々、当直は結構忙しい。私が一人、当直をしているある夜、がん末期で黄疸が強い奥さんのところで、大きな音がした。ベッドから落ちていました。見ると失禁している。医者一人では、落ちている人をどう戻したらいいかもわかりません。物体をクレーンで持ち上げるようなことを考えていました。そこに、たまたま呼ばれていた訪問看護婦が通りかかったので、「ちょっと来てくれ」と頼みました。そうしたら、「あらら、はいはい」。まず、言葉のかけ方が違います。ドローシーツを敷いてから、クレーンで上げるのではなくて、後ろから回って脇の下を抱えて、「上がりますよ、ちょっと痛いですけど。先生、足のほうを持ってくださいね」。こうすると、体は軽く持ち上がります。それからおむつをとって、陰部をお湯で洗ってきれいに拭いて、事は終わる。私は、この場面をどう収拾したらいいかと考えますが、看護婦のほうは、これは大切なケアの場面だと思うわけです。「あらら」から始まって、「おしっこのところをお湯で拭きますね」と声をかけながら、事が進んでいきます。

医療者への否定

医療者は大事なことをしているから、聖なる者、貴い人と思われることもありますが、現場ではさまざまな批判や否定が生じます。

「私は看護師です。ターミナルの現場に入って六年めです。最近は、逃げ出したい、避けたいと思うばかりです。大きな壁にぶつかっています。いままでは穏やかな患者さんばかりでした。だから、心からの気持ちで接してこられたし、看護師としての自信や誇りも生まれてきました。でも最近、一人の患者さんの言動に振り回され、自信も誇りもなくしています。私と同じ二四歳の膣がんの女性です。余命一カ月とのことです。人工肛門と腎瘻を造設したのが半年前。進行が速く、今は下半身麻痺。ベッドに横になっておられます。つき合っていた男性も早々に去っていきました。やり場のない気持ちが周囲に向けられ、看護師に八つ当たりというか、きつい言葉を投げたりします。予後を告げられていたこともあり、不安は募るようです。でも私は、きつい言葉を投げられたり、露骨に嫌な態度をとられると、それだけでもう萎縮してしまい、現場におれないのです。そんな日々がつづき、正直、彼女の担当とわかっている勤務前にはトイレで吐いてしまうようになっていました。彼女も参っていますが、私も参っています。……

彼女が亡くなったら、どんなに楽だろうと、思わず考えてしまいました。でも、そんなことを一瞬でも考えた自分に強い罪悪感を覚えずにはいられませんでした。主治医にあと一カ月かなと言われてから、心のなかで、あと何日と数えている自分がいるのも事実です。そんな自分が嫌で、帰り道、涙がとまりませんでした。こうしているいまでも、明日の勤務を考えると気も落ちます。皆さんのところではどうなさっているでしょうか。」

こういう手紙が届きました。二人の看護婦が答えています。「この患者さんは、いまさら他に行ってもらうことはできないから、自分たちで最期まで看るしかない、とこちらが覚悟する。誰か、ナースが患者さんから拒否されたり暴言を吐かれたら、他のナースがみんなでそのナースに、よくやった、よく頑張って偉い、と労をねぎらうよう、褒めるようにすること。その患者さんは想像以上につらい思いをしているので、北風と太陽の話のように、みんなで懸命に愛情を注いで、誠実に関わるしかないように思います」。もう一人の看護婦の感想はこうです。「胸から絞り出すような文章に、言葉が見つからず読んでいます。野の花で一年半が経ちました。正直言って、つらいな、参ったなと思いながら家路につくこともあります。……切羽詰まったあなたの姿と、抜き差しならない身体状況にある患者さんの苦しみはどうしても重なってしまいます」。それから何年か経って、もう一度、彼女のほうから手紙が来ました。

「皆さんからの手紙を大事にポケットにしまって、くじけそうなときに読ませていただきました。きょうから病棟に復帰します。……私のなかで、看護師はすべての患者さんを受け入れて、優しく接することができるという定義がありました。でも、私は逃げてしまいました。そんな自分がとても嫌でした。皆さんからいただいた手紙で、そういう自分を認めてもいいかなと思ったりしました。私だけが苦手意識をもっているのではなく、みんながそう思っていたことも、後で知りました。

死後処置のとき、お化粧してあげようという話になったのですが、あいにく、彼女のお母さんは道具を持っていなかったんです。ではという展開になったのですが、ふと先生方のエッセーを思い出したんです。亡くなった患者さんに看護婦が自分の口紅を塗ってあげたというお話です。私は自分のポーチを休憩室までとりに行きました。……以前の私なら、死人に自分の化粧道具を使うなんて、考えたことがなかったけど、今回は自然と行動していました。野の花の皆さんがそばにいてくださった気がしました。」

こうした手紙を紹介したのは、「医療者への否定」、患者さん、家族と医療者との間の「ディスコミュニケーション」について話したかったからです。医療者にとって避けられない課題、ハードルの高い宿題です。医療者は、死の告知という問題を抱えています。四〇代の男性ががんの末期で亡くなるというときに、家族は、「頑張れ、死ぬことはない」と励ましていますが、状況はいよいよ難しくなってきます。死がそこまで来たことをCTを見せながら説明すると、家族は凍ったような表情でした。「本人には言わないでください」と言われました。鎮静剤のキシロカインを使うと、副作用でちょっと痙攣《けいれん》が起きました。家族から、亡くなった後で、「この死は認められない。安らかな死ではなく、痙攣が起こった」という訴えがありました。

「うちの父は死にません」と言う信仰者のグループもありました。その人は、他人の病気を自分が受け取ることで病気を治すという人でした。前立腺がんを自分が引き取り、相手を治す。乳がんも、子宮がんも引き取る、男なのに。いろいろながんを抱えている人でした。「死にません」とは言っていましたが、だんだん悪くなってきます。臨床では何が起きても不思議ではないので、「初めて出会う、死なない患者かもしれない」と、半分冗談で思いました。結局、その方は亡くなりました。家族に「お亡くなりになりました」と伝えるときには、「認めない」と言われるかもしれないと思いましたが、「ありがとうございました」と言われて、びっくりしました。

最後に、おばあさんを看ている息子の話です。息子が七五歳、おばあさんは一〇〇歳です。点滴のスピードが「遅い！」と文句を言い、目薬がいままで使っていたものと違うとも言ってきました。警察を呼ぶとまで脅し、あらゆることを攻撃する人でした。みんなが、その八号室に息子さんがいると仕事ができないと言います。前の病院でもそうだったので、こちらに紹介されたようです。うちは、「困ったさん」の受け入れ先みたいなところがあって、「困ったさん」ぶりをおもしろがってもいました。しかし、この人の場合はそんな呑気なことを言っていられません。私も含めて、一〇人中九人がプンプンでした。ただ、息子さんがお母さんに愛情をもっているのはわかりました。

あるとき一人の看護婦が、その「困ったさん」のために、「お疲れでしょう」とお風呂を用意しました。「何だかんだ言っても、息子さんがいちばんお母さんのことを一生懸命なさっていますよね」。その「困ったさん」は、お風呂がほんとうに用意されているのかどうかを見に来たうえで、「入らない」と言います。喧嘩腰ですから、「おまえらの手には嵌まらない」というわけです。私は、その様子を見ていて、入ったらいいのにと思いました。入ったらこっちの勝ちということではなく、一〇〇歳のお母さんの面倒を見るのは苦労があるだろうから、たまにはゆっくり寛《くつろ》げばいいと思ったのです。結局、風呂には入りませんでしたが、私が心を打たれたのは、そんな彼に風呂を用意しようとした看護婦がいたということでした。俗な言葉で言うと真心、報われないことを覚悟している誠意です。拒否は枯れない、ディスコミュニケーションも枯渇しない。医療者にとって、正念場の課題です。

障害に出会う、生活に出会う

臨床にはさまざまなことがある。障害も大切な事柄です。

日本では、障害を抱えると、誰もが自己卑下した態度にならざるをえない、あるいは逆に、人々に認知させるために少し声高に訴えるという傾向があるようですが、聴覚障害のある高村真理子さんの『アメリカ手話留学記』(径書房、一九九三年)を読むと、アメリカでは、障害のある人もない人も一緒になって、ともに暮らせるまちづくりをアピールしているようです。彼女がこの本のなかで紹介している「すべての健聴者たちへ」という詩があります。

Don't walk in front of me　私の前を歩かないで

I may not follow　　追いついていけないかもしれないから
Don't walk behind me　　私の後ろを歩かないで
I may not lead　　導いていけないかもしれないから
Walk beside me　　一緒に歩いてほしい
And just be my friend　　そして、友達になってほしい（同書、四三頁）

障害の捉え方として、私は清々《すがすが》しい感じがしました。行政は、予算をつけたのだからと、引っ張ろうとする傾向があります。しかし、肝心なのは〈Walk beside me〉です。超高齢社会では、障害は普遍的なものです。それに対する私たちの感性や行動を問い直さねばならないかもしれません。

医学や医療は、患者の生活者としての側面を見失ってしまうことがあります。ＡＤＬ（Activities of Daily Living）、つまり日常生活動作をどう保ち、どう上げるか。後遺症をもったときに、握れないものをどう握り、歩けないのをどう歩くか。医療が生活に出会うこと、医療のなかに生活を取り込むことが問われています。

がん末期の元内科医が、いまは「死ぬか生きるか」よりも「歯が痛い」と言った話をしました。この「死より歯」と似たようなことは他にもたくさんあります。ホスピス医の柏木哲夫さんから聞いた話です。目のピントが合わないおじいさんがいて、「死ぬのはいいんだけど、読めない、見えないんだ」と訴える。メガネを直して、ピシッと見えるようになったら、「よし、これで死ねる」と微笑んだということです。

患者さんに、「亡くなる前に何がしたいですか」と尋ねると、「旅行がしたい」と言う人がいます。

実際に海外旅行に出かける人や、夫の車でドライブ旅行をする人もいれば、自転車に乗りたいという人もいます。自転車で裏道を走ると風と触れ合えるし、家の風景が見えるし、犬や子どもたちとも出会えます。

「最後に、立ちたい」と言う人もいました。学習塾の経営者でした。病気が随分進行してきたので、寝たきりの形で対応していました。初めはみんなで支え、手を離して、ようやく一人で立てたとき、生徒が東大に一〇人入るより嬉しそうに顔を綻《ほころ》ばせ、「立てた！」と言いました。

セミやウシやカエルの声、「トウフー、トウフー」という街の音、イワシとショウガを炊いた匂い。私たちがもっている五感は生活と密着しています。ソーメンが食べたい、ちらし寿司が食べたい、ざるそばが食べたい、と患者さんが訴えるのは、味覚を通した回想、「味覚の里帰り」とでも言うべきものでしょう。頬をさする風を感じたり、雲を見上げたり、五感で生活を取り戻しながら死に辿り着こうとしているように見えます。

なかでも、膵がん末期の六五歳の女性が「道を歩ってみたい」と言ったのが、強く印象に残っています。死を前にして、海外旅行をしたい、子どもたちを呼んでほしい、ではなくて、ただ「道を歩ってみたい」。その道に彼女と一緒に行きました。砂丘地に建つ家の前のありふれたコンクリート道。それを右に曲がってスーパーに行き、そこで主人の好きなものを買い、酒のさかな、つまみをつくってやりたい、と言います。「道を歩く」ことは、生活そのものを示しています。彼女は道を歩きながら、過去を回顧し、嘆息し、承諾する。「生活に出会う」ことは、元の安定的な日常に戻ろうとする「ホメオスタシス」が働きはじめることを意味しているのでしょう。

第三節　医療を見直す視点

「今このとき」

私は直接キューブラー‐ロスに会ったことはありませんが、彼女は一九二六年生まれ、亡くなったのは二〇〇四年で、七八歳の生涯でした。多くの著作のなかで私が好きなのは、『続 死ぬ瞬間――最期に人が求めるものは』(原著：一九七五年。川口正吉訳、読売新聞社、一九七七年)に入っている「私の人生を決定した死」という論考です。

第二次世界大戦が終結すると、エリザベスは故郷のスイスを出発して強制収容所の跡を歩き、ポーランドの小さな診療所でボランティアとして働きます。ある日、ミセスWが三歳ほどのヤーネクという男の子を連れてきます。チフスだとわかったものの、そこでは手当ができないので、病院のあるところまで、ヤーネクを抱いたミセスWと一緒に、エリザベスは道なき道を歩いていくことになります。その病院の医師は、ヤーネクを引き受けてくれますが、三週間のうちに死ぬか回復するかどちらかだから、三週間経つまで来ないように、と言い渡し、二人は診療所に戻っていきます。

ある日、エリザベスは診療所の毛布のそばに白いハンカチ包みがあるのを見つけます。開いてみると、中味は土でした。土の下の紙切れにはこう書いてありました。「あなたから十三人の子供の最後の子を救っていただいたミセスWより、祝福されたポーランドの土を」(同書、二〇六頁)。

あのときから三週間が経ち、ミセスWが子どものいる病院に行くと、生きていた。救われた。しかし、家は潰れていて何も残っていません。一握りの土を手に取って、焼け残った教会に行き、その土に祝福を与えてもらいます。その土をハンカチに入れて、お礼に来たのです。エリザベスが、多くの母を助け、病気の子どもを救うために医学を学ぼうと決意したのは、ハンカチに包まれていた「土」のためだったという逸話が私の心にも残っています。

エリザベスの最後の文章はこうです。

「わたしはこれらの死の現実とのかかわりあいが、他のどんな経験よりも、わたしの生を富ましたと信じている。死に真向かうことは、生の意味という究極的な問いに立ち向かうことである。もしわれわれが真に生きたいと思うならば、生が結局はきわめて短いものだということ、われわれが為《す》るひとつひとつが大切なのだということを認識する勇気をもたねばならない。生のたそがれがきたときに、望むらくは振り返って、「それは価値多い生であった、わたしはほんとうに生きてきたから」といえるようでありたいと思う。」(同書、二〇八頁)

エリザベスは、エイズ患者のための施設をヴァージニアにつくりますが、周囲の住民たちの反対に遭い、建物は結局焼け落ちてしまいます。夢は叶わない。自分自身が老いて脳梗塞で体が不自由になると、神を罵る。「あなたはヒトラーだ」と。「最後のレッスン――キューブラー・ロス　かく死せり」(NHK・BS、二〇〇六年)というドキュメンタリーを見て、そういう人間的な部分が好きになりましたね。エリザベスの言っていることには、眉唾物《まゆつば》もたくさんありますが、それを含めて人間らしいところがいい。

彼女は、臨死患者たちから、「今このとき」の大切さを学んだと言います。「彼ら(臨死患者たち)は死期迫る苦しみのなかで、人間には「今このとき」しかないのだと悟ったのである」(『続 死ぬ瞬間――死、それは成長の最終段階』鈴木晶訳、完全新訳改訂版、一九九九年、二五頁)。「今このとき」は、もちろん医療者の側にとっても同じだけの重みをもちます。「今このとき」を逃したら、患者さんはもう永遠に帰ってこないかもしれないのです。

しかし、「今このとき」を実践するのはたやすいことではありません。私の遠い親戚のおじさんが、直腸がんの肝転移で、大学病院から私立病院へ移されたといって、その人の奥さんが私に電話をかけてきました。「転院してきたけれども、黄疸も出ているし、どうしたらいい?」と聞かれました。電話では状況がわかりません。こちらは亡くなる患者さんがあるし、忙しい。その病院の先生に相談して対応を考えてもらうしかない、と返事をしました。いま思えば、ともかく相手の言うことをじっくり聴く対応の仕方はあったと思います。明くる日、奥さんから「さっき死んだ」という知らせが来ました。「今このとき」を肝に銘じなければと思うのは、しょっちゅうです。

臨床は後悔の場です。目まぐるしく動く渦の中にいるにしても、時を捉えて、話し込める機会ももてるはずです。「ラポール」と言うと大げさですが、わかり合えたというときもあります。しかし、いつもラポール的に動くことはできません。事務的に済ませる、そうせざるをえない局面があることもまた確かです。医学概論的に言えば、「患者の立場でゆっくり傾聴せよ」ということになりますが、わかってはいてもできない。清く正しいことを言っているだけでは事は進まないのですが、濁った現実のなかに身を任せていてもいけない。苦々しさともどかしさを抱えながら、行ったり来たりを繰り返すことになります。歯切れが悪いことのなかに、ほんとうのことがあるかもしれません。

ゴリラ・スポーツ・演劇・写真

医師や看護師が臨床を論じても埒《らち》の明かないことが多いのですが、他分野にはそうした壁を突き抜けた思考をしている人たちがいます。動物学者の山極寿一《やまぎわじゅいち》さんなどは、ゴリラを通して人間社会の批判をしています。京都大学総長に就任したとき、座右の銘として「ゴリラのように泰然自若」と答えたそうです（鷲田清一・山極寿一『都市と野生の思考』集英社インターナショナル新書、二〇一七年、二一六頁）。

日高敏隆さんは、人間と動物はどう違うかを心理学系の先生と対談したそうです。その先生は、人間には「人間らしさ」という崇高なものがあると言うので、ネコにもネコ独特の仕草がある、「ネコのネコらしさはネコの動物的なものの上にあるのですか、中にあるのですか」と尋ねて、対談者の怒りを買ったそうです。人間という動物についてだけ、人間と動物はどう違うかを問う。動物を下に人間を上に見ているのが気に入らない、と日高さんは言います。「たとえば戦争は「人間らしさ」のあらわれである。ほかの動物は戦争をすることは絶対にない。今、世界じゅうで起こっている紛争は、悲惨で、非人道的だと言われるが、ある意味ではもっとも人間性の高い出来事である」（日高敏隆『人間はどういう動物か』ちくま学芸文庫、二〇一三年、一三頁）。動物学者たちは人間を相対化する視点をもっています。人間を中心に、「人権を」と必死になる人間は、果たして動物たちからはどう見えるのか。

スポーツも医療に通じます。たとえばサッカーを考えてみますと、ポンと患者さんという球がグラウンドに出ると、現実には「私は知りません」と受けない場合もありますが、まず受けないと試合になりません。球を受け取ったら、ずっと持っているわけにもいかないので、横の人にパスをします。

理学療法士に渡すと、全速でドリブルします。そして介護士・看護師・臨床心理士。医療の現場でも、普段から脚力を鍛えておかなければなりません。車椅子で医療に従事している人もいるので、全員に適用できるとは言いませんが、いざというときにベッドサイドまで行く時間によって誠意が測られることが多いのです。野球では打率で成績が示されますが、どんなに一生懸命にターミナルケアやホスピスケアをやっても、三割打てることはありません。これはいいケアができたと思うのは、二割に届くかどうかでしょう。

別役実さんが、「人間《じんかん》到る処青山《せいざん》あり――ニューヨーク巡礼行」（NHK総合、一九九一年）というテレビドラマの脚本を書いています。医者がレントゲンフィルムを見ながら、患者の家族にがんの説明をしているシーンです。出前のラーメンを食いながら、「ご主人は食道がんなんです。まあ正直言って、望みはありませんね。ここががんです」と説明している。気づいたら、前に座っていたのは家族ではなくて本人だった。こういう茶化した宣告は、医療の世界では実際には使えませんが、真面目過ぎることも臨床の現場を窮屈にします。ともかく余命三カ月を宣告された彼は、それだったら家や病院やホスピスではなく、旅をしながら野垂れ死をしようと決意します。団塊の世代の男たちには、野垂れ死は人気があるのですが、看護師や介護士たちは、勝手に社会資源だけ使って他人に迷惑をかけっ放しの行為は単なる現実逃避に過ぎない、と批判します。

別役実さんの世界には私の好きなものがいろいろあります。『日々の暮し方』（白水社、一九九〇年）のなかの「正しい自転車の乗り方」は傑作です。「正しい電信柱の登り方」、「正しい立小便の仕方」、「正しい笑い方」、「正しい死体の取り扱い方」、「正しい死刑の仕方」等々、わざと「正しい」をつけてみると、私たちがいかに「正しい」文化、「正しい」マニュアルにとらわれているかがわかります。劇作家には、医療者にはなかなかもちにくい、現実をひっくり返す力があります。

もう一つ、平田オリザ『わかりあえないことから――コミュニケーション能力とは何か』(講談社現代新書、二〇一二年)を挙げておきます。いま社会では、コミュニケーション能力がやみくもに求められ、わかりあおうという圧力が働いていますが、考えてみると、そう簡単にわかりあえるはずがない。オリザさんは、「わかりあえないところから出発するコミュニケーションというものを考えてみたい」(同書、五頁)と言います。そんな言い方は、医療人からは出てきませんが、演劇人や脚本家は、既に医療の現場に通じることを見抜いているのを感じます。私たちが学び損ねているだけです。さまざまな分野から、医学・医療に通じるものが発信されているので、それらを集めて丁寧に積み上げていけば、生きた医学概論ができるのではないかと思います。

脚本をつくることとは、実は医療の現場でも大きな仕事です。医療者は脚本家でもなければならないと思います。この家族と会って、ここで相談をして、もう一回抗がん剤を使ってから、ホスピスを考える。最後の最後には全員で集まってみる。どんな脚本を書くかによって、医療の現場は変わります。単なるマニュアルではない、一人一人の患者に沿ったオリジナル脚本を書くことができたらすごい。

写真家にも注目してきました。木村伊兵衛が何げなく撮っている、くたびれたおっさんが煙草を吸いながらビールを飲んでいるような瞬間、それが医者には見えにくい。「先生、お蔭で痛みもありません」と医者に言っていた人が、夜の看護師には、「痛いんだよ」と訴えている。ほんとうの姿は、医者より看護師に見えるし、看護師より介護福祉士に、介護福祉士よりもボランティアさんや家族に見えます。写真家は、そういうぎりぎりの表情を切り取って見せてくれます。

鳥取で「こぶし館」というセミナーハウスをやっていますが、最初の写真展は岡村昭彦でした。木村伊兵衛やユージン・スミスの写真展も開催しました。ユージン・スミスの黒の階調を見ると、レベルの違うことがわかります。土門拳は、人間としてすごかったように感じます。岡村昭彦が紹介していますが、釜ヶ崎の飯場の様子を撮っていて、倶利迦羅紋々《くりからもんもん》のお兄さんに「お前、なんで写真撮るんだ」と凄まれたときの土門拳の態度です。ベレー帽に手をやって、にこっと笑うと、「悪気がないんならいいんだよ」と赦されてしまいます。

その土門拳が「事実と真実」について文章を書いています。事実の背後にある真実をつかめと言われるが、「真実というような幽霊は写真に撮れない」。「写真に撮ることができるのは、事実だけだということを自覚しなければならぬ」（土門拳『死ぬことと生きること』築地書館、一九七四年。みすず書房、二〇一二年、四四頁）と言います。「死と生とは、すれすれに隣合っている」（同書、七六頁）という死生観にも教えられることがありました。「気力は眼に出る。／生活は顔色に出る。／……年はうしろ姿に一番出る。悲しみも――」（同書、一八八―一八九頁）という一節にも引き込まれました。

星野道夫が撮ったクジラ捕りの木船の写真があります（星野道夫『悠久の時を旅する』クレヴィス、二〇一二年、一二〇頁）。何人かの漁師がクジラを捕りに行くのを後ろから撮っています。前にも述べましたが、あれもまさに臨床の光景だと思いました。患者さんを乗せ、家族を乗せ、そして医療者何人かが漕ぐ。潮の流れが変わり、波が荒くなれば、どこに辿り着くかわからない。

臨床を支える和語たち

違う角度から臨床を捉える、ということを考えています。今度は言葉です。

医療の世界では、「インフォームド・コンセント」や「QOL」や「ADL」、さらに「ACP」という外国語が流行っていますが、日本語で臨床の大事なことを語れないかと思って、いくつか挙げてみました。

「たっとぶ」は、「敬意をもつ」ということです。患者さんにも、病気そのものにも敬意をもちます。先日、ALS（筋萎縮性側索硬化症）の男性が入院して、「胃瘻はしないし、人工呼吸器はつけない。せいぜい酸素を吸うくらいにしてくれ」と言います。家族は、自分たちにどこまで介護ができるかと悩んでいます。ALSについては、いろいろな意見があり、社会的サポートもありますが、半数以上の人たちが「何もしない」派です。なぜ、「何もしない」か？　どの病気もそうですが、ALSも医療の現場では苦しい病気の一つです。箸を落とすことから始まって、手が動かなくなる、飲み込めなくなる、目が見えにくくなってくる。酸素を吸うと、炭酸ガスが上がることがあります。呼吸筋が弱ってきますから、ガス交換が十分できなくて、CO_2ナルコーシスが起こり、意識が朦朧となる。酸素を吸うことでかえって、大きな苦しみもなく最期を遂げられることもあります。呼吸器装着のこと、延命のことを本人にも家族にも何度も聞きます。ともかく、「たっとぶ」。原点です。

「いつくしむ」は、「たっとぶ」に似ていますが、いわば「同胞」として患者さんや家族を大事に思うことです。エリザベス・キューブラー＝ロスに負けないくらい怪しい話になってしまいますが、私は、人間は元は同じ一つの生命体から出てきたものなので、他者であるにもかかわらず「いつくしむ」という感情行動が起こる、と考えたりします。枯葉剤の影響で、ベトちゃんドクちゃんというシャム双生児が生まれたことをご記憶の方もいるでしょう。二人が一つの皮膚で包まれているので、いかにも二人が心身ともに溶け合っているように見えますが、それでは二人とも生きていけない。一枚の皮膚は一人だけを包み、二人の命を包んではならないという摂理に従って、分離手術が行なわれます。手術によって「一人」であることが獲得されたわけですが、しかし、元は一緒だった相手を「いつくしむ」ことは残される。そういうイメージを人類全体にまで広げて、「いつくしむ」を考えています。

「さする」は、石器時代からの人間の行動です。手の仕事によって人間は生きてきて、そのなかの一つに「さする」がある。病んで衰えていく人に対して自然に起こる動作ではなかったかと思います。

虐待という言葉を毎日のようにニュースで聞いていると、「はぐくむ」ことが大事にされなくなってきたのを感じます。診療所のなかにヒヨドリが巣をつくるので、みんなでハラハラしながら観察しています。ときに親鳥は冷たい態度をとっているように見えますが、ちゃんと餌をとってきて、食べさせて、巣立ちをさせる。医療者が後輩に教える教育についても考えさせられます。

貝原益軒が『養生訓』(一七一二年)のなかで、健康を保って養生をするのに大切なものを挙げるとすればと自問して、「畏《おそれ》」と書いています(貝原益軒「養生訓」松田道雄訳、松田道雄編『貝原益軒』〈日本の名著14〉中央公論社、一九六九年、三三五頁)。私たちは畏れとともに慎みを失って、過食になり、暇を弄《もてあそ》ぶようになりました。生活スタイルから「つつしむ」ことが遠ざかってくると、逆にそれが大事なことになってきたと感じます。

ハンセン病隔離のことを考えると、「ひらく」ことが大事だと思います。隔離し、閉じることを中心に考えた医療を実践したので。診療所の屋上には物干し竿に洗濯物が掛けてあって、それが風にパッと揺れる、その風になびく姿が「ひらいている」というイメージです。

思わず「わらう」、思いがけず「わらう」ことが大事ですね。もう這うことしかできない、がん末期の女性が、トイレで「ウォシュレット」のボタンを押してしまい、それでうがいをしたという話はしました。「死生学」のデーケン先生によれば、「ドイツには「ユーモアとは、にもかかわらず笑うことである」という有名な定義がある」(アルフォンス・デーケン『ユーモアは老いと死の妙薬』講談社、一九九五年、三五頁)とのことですが、死を前にしても、つい「わらわずにはおれない」ことに出くわすものです。私たちは、何が起こるかわからないところに生きているんですね。

医療の現場は「とまどう」ことの連続です。抗がん剤でも、手術でも、セデーションでも、医療者の思いどおりにならないのは、一人一人個体差があるからです。宇宙の一部であるのは共通しているとしても、宇宙を一個もらった後は一人一人が違う。同じ薬を使っているのに、効く人もあれば、効かない人もあり、副作用が出てくる人もいる。認知症で道に迷っている人に対して、介護者が強制的に連れ帰るのでは問題は解けない。一緒にとまどって動いているうちに、患者さんのほうが帰る道を教えてくれることが時にあります。「とまどう」ことをむしろ大切にしなければならないと教えられます。

医療者には過誤がついてまわりますから、「あやまる」ことは避けられません。いっぽう、がん末期の入院患者さんは、食事でも入浴でも何か他人の手を煩わせたときに、「ありがとう」と「ごめんなさい」の二語が口を衝《つ》いて出てきます。人生の終わりを迎えたとき、人間は自然と何かに「あやまる」ものなのかもしれません。私のほうは、あやまるのが下手で、むしろあやまったら医者の沽券《こけん》に関わると思っているところがありますけどね。沽券は捨てなければなりませんが、わざとあやまるのも、ばれるものです。「あやまる」ことは難しい。

シュヴァイツァーが言った「わたしはお前の兄弟である。しかしお前の兄である」（シュヴァイツェル『水と原生林のはざまで』野村實訳、岩波文庫、一九五七年、一二九頁）は、評判の悪かった言葉ですが、上下関係を超えて、医療者と患者さんが「赦しあう」ことができるかどうか。前にお話ししたことがありますが、医療者はいつも被告席に立つ心構えがなければならないと私は思っています。しかし、被告席に立とうと言った医療者がいるのか、思い出せません。

人間の領域を超える出来事に対しては、特定の宗派を超えて、「いのる」しかないかもしれません。『苦海浄土――わが水俣病』（講談社、一九六九年）を書いた石牟礼《いしむれ》道子の作品のなかには「悶え神」が出てきます（石牟礼道子「おえん遊行」『石牟礼道子全集第八巻 不知火』藤原書店、二〇〇五年、九〇―一二〇頁）。他人の不幸を自分のことのように感じて、何とかならないかと思う人のことです。いまの日本の医療界、看護界には、「悶える」という空気はありません。時々刻々の目の前の問題をどう捌《さば》いていくかに気持ちが流れ、あっさりと事務的に事が進んでいきます。

栄えるのは喜びであるのに対して「ほろびる」のは悲しいこと、だからほろびないために徹底抗戦する。しかし、ほろびることは、終わることでも、敗れることでもありません。もらった宇宙をそちらに返すということなのではないかと思います。そして、必ずくぐらなければならないことです。近代科学の勢いに押されて、「ほろびる」を認知できなくなっているように思います。

「ユイマール」は、和語ではなくて、「助け合う」という意味の沖縄の言葉です。これは、私たちの生活の根底にある精神でもあり、医療行為の本質だとも思っています。

「きく」は、必ずしも傾聴の「聴」のことだけではなくて、聴覚を通して何かを感じること全般を意味します。肌でもって「きく」ことも大切。鼓膜も皮膚の延長ですね。

「そば」だけが動詞ではないのですが、「そばにいる」ことと言ったほうがいいかもしれません。私は、「寄る」と「添う」という暑苦しい動詞が二つもある「寄り添う」が嫌いです。患者さんの「そばにいる」のはいいのですが、多くの人が頻用する「寄り添う」を聞くと、「うぎゃ、やめて」と言いたくなります。「寄り添わ」れたら、患者さんのほうも迷惑だろうと思います。大相撲の決まり手みたいでしょう。「寄り添う」医療に文句を言っているのは私くらいかもしれません。「そばにいる」、「傍らに控える」のほうがしっくりきます。

そこに「いる」、そこに存在していること。〈being〉という英語のほうが有名になっていますが、「何をしたか」ではなくて、そこに「ある」、「いる」ことが大事だということです。

「一の言葉」と「二の言葉」とに言葉を分類すれば、和語は「二の言葉」と重なります。「一の言葉」は、近代語ないし近代医療語です。コンピューター語、略語、英語、記号語も含まれます。IT、インターネット、脳死、インフォームド・コンセント、看護診断、核ミサイル、偏差値、情報、コンビニ、年金、レスピレーター、不良債権、マニュアル、ガイドライン、マンション、ブロイラー、QOL。マスコミ語、脳ことばです。それに対して、「二の言葉」は、縄文語、昔からある言葉です。自然語です。月、おひさま、星、雲、雨、雪、こころ、からだ、川、山、木、森、海、鳥、魚、家、井戸、水、氷、塩、尿、便、手、目、耳、足、飲む、歩く、抱く、乳、ごはん、おぎゃあ、おはよう、性、寝る、老いる、愛する、ありがとう、いのち、死、戦い。「戦い」を「二の言葉」に入れているのはちょっと苦しいのですが、戦いはずっと昔からありました。「マスコミ語」に対して「家族語」、「脳ことば」に対して「体ことば」。「一の言葉」に「いのち」はなく、「二の言葉」に「いのち」はある。「非生活語」と「生活語」と分けてもいい。

「一の言葉」社会になって、「二の言葉」が疎んじられています。医学概論は、「一の言葉」で論じられるものでしょうが、私としては、「二の言葉」を医学概論のなかに取り込みたいと思っています。「尊厳死を」としか言わないおじいさんが、孫に会ったときだけは、「ゆか、お帰り。ゆか、勉強しょうるか」と言ったという話を思い出します。「尊厳死を」が「一の言葉」であるとすれば、「ゆか、お帰り。ゆか、勉強しょうるか」は「二の言葉」です。「二の言葉」は、誰の内にも秘められていると思いますね。感情のカオスとしてある。

第四節　カオスのなかで

素手社会と手袋社会

亡くなった後にもケアはつづきます。エンゼルケアと言われています。渡辺淳一さんの小説に『死化粧』（角川書店、一九七一年）がありますが、まさにその「死化粧」のことです。その小説を読んだのは、私がまだ臨床医になりたての頃で、死んだ人に化粧をしてどうするんだ、と思ったものでした。

いまでは、亡くなった人の顔を和やかに、ほっとするものにすることは、ケアの一つとして認識されています。このことは、医学概論のなかにぜひ入れるべきだと思っています。具体的には、皮膚を温かくして、クレンジングクリームで汚れを落とし、保湿剤を塗り、ファンデーションをつけたり、髪の毛を整えたりします。頭だけもう一回洗って、整えることもあります。頬紅や口紅で、その人に合う色を探します。

そのエンゼルケアを手袋でやっているホスピスや病院があります。私は、「いま亡くなった人に手袋かい」とカチンと来ました。感染予防が徹底した結果、医療者が二次感染を起こすのを防ぐために、ありとあらゆる場面で手袋が使われます。もちろん、嘔吐物や便を処理したり、ノロウイルスのありそうなところに触れたりする場合には、手袋が必要です。しかし、その必要を超えて手袋は普及しているように思えます。簡単に言うと、「あなたとは直接関わりません」という表現でしょう。

エンゼルケアの場面でも手袋が使われていることに腹を立てた私は、周囲の医療関係者に聞いて回りました。「あなたはエンゼルケアに手袋を使っていますか」と問うと、使わないという人は少数で、手袋使用がルーティンというところもあれば、五分五分という回答もありました。手袋使用の何が許せないかというと、手袋は確実に触覚による触感を落とします。きめ細やかなケアができるわけがありません。死者に対する態度として、それでいいのか、と思うわけです。

私は「手袋社会」と勝手に呼んでいますが、あらゆるところで手袋が使われはじめています。医療の現場だけではありません。手袋さえしていれば、落ち度はない、マスコミから叩かれることもない、という発想でしょう。直《じか》に患者の体に触ることが医療の根本だと思いますが、その根本がどんどん崩れていっています。まだ数字は把握していませんが、手袋生産量・使用量が戦後どの程度増えているかを見れば、「手袋社会化」がはっきりするはずです。

では、出産時はどうかと思いました。「赤ちゃん、おめでとうございます」とお母さんに手渡すときに、まさか手袋は嵌めていないだろうと思って、知り合いの産婦人科医に聞いて驚きました。「医者も助産師も、手袋はめてますよ。赤ん坊にMRSA（メチシリン耐性黄色ブドウ球菌）をうつしたらいけませんから。相当以前からです。このごろはゴーグルをつける施設も増えて。血液が目に入って、医療者が感染してもいけませんしね」。素手で赤ちゃんを取り上げるのは、昔のことのようでした。

出産から死に至るまで、医療現場では、手袋を通してしか生命に接することがない、素手で接することがないという方向になっているようです。ユージン・スミスの作品「助産婦 Nurse Midwife」（*Life*, December 3, 1951）は、黒人の助産婦が新しい生命の誕生、赤ちゃんを取り上げているところを撮ったものですが、手袋はしていません、素手でした。素手で生誕を祝い、それを取り上げ、みんなが素手でタオルに抱いて持っていく。そういう文化は失われていく。

「手袋社会」は、もっと深いところにも浸透しているかもしれません。素手で直に接するのを避けることが、定置網化やガイドライン化等のように、自分自身の感覚に頼らず、形式要件だけを満たして責任を回避することにつながらないかを心配します。

機器の進歩

これまで誤診を犯したことや早期発見できなかったことに対する苦い思いがあります。以前は、レントゲンだけを見て胸水を穿刺したので、不正確なこともありましたが、超音波を使えば確実に水のある箇所を捉えることができるようになりました。医療機器、医療技術の進歩によって、どれだけ救われたかわかりません。

もう一つ、病理解剖が不必要なくらい、CT、MRIなどで転移の様子がわかるようになりました。病理解剖数は、私が研修医のときには年間四万五〇〇〇くらいだったのに対して、最近は約一万にまで激減したと言われています。画像機の進歩のお蔭で、解剖の必要もなくなりました。

今後、ロボット医師やロボット看護師も出てくるかもしれません。前にも話しましたが、病院に行くと、まずロボットに「主訴は何ですか」と問われます。該当するものをクリックすると、「次の病気が考えられます。治療法としては次のものがあります。それぞれの副作用は次の図を見てください」と即座に診断が下ります。手術室に入っても、ロボットが主役で、医師や看護師は居場所を失っている。そういう情景が今後は充分にありうるわけです。

医学概論としては、これだけ進んだ近代医療技術のなかで、医療者の役割が改めて問われることになります。患者さんは、インターネットで自分の病名や治療法をいくらでも調べることができますから、医療者とほとんど同じデータを共有していると言えます。ある部分は患者さんのほうがよく知っているという逆転現象も起きています。いっぽう、生殖技術の発展や再生医療の進歩の陰で、生体実験が残りつづけるという点は銘記しておかなければなりません。そして、医療がどれだけ進歩しようとも、老いと死は避けられません。年間死亡数が、医療の進歩によって減少しているわけではありません。死亡数が極端に減れば、今度は地球の生命が危うくなってきますから、それはそれでいいわけですが、進歩と言ってもほどほどの範囲のことに過ぎません。

ベッドサイドの「真実」

ナースは、医学概論のなかで半分の柱になっています。ベッドサイドでは、それを痛いほど教えられます。ベッドサイドには、事実があります。その事実は、土門拳の言った「事実」と似ているだろうと思います。ベッドサイドに日々繰り広げられる事実と向き合うことが医療者の仕事であり、義務です。その向こうに「真実」を見通そうとするのは安易でおこがましい試みになってしまいます。しかし「事実」に徹することによって見えてくる「真実」はあるかもしれません。ベッドサイドは矛盾に満ちている場であるからこそ、ベッドサイドの哲学はきっとあるだろうと思っています。

基礎医学は臨床医学を支えるための知恵を掘り起こし、臨床医学は生命を守ることに腐心し、行動します。医学概論は医療概論のなかで、医療概論はベッドサイド概論のなかで推敲されていくようでありたいと思っています。

最後に、「たくす」あるいは「ゆだねる」という和語を挙げたいと思います。何にたくすのか、ゆだねるのかはわかりません。宇宙現象になのか、薬物の効果になのか、家族の慈愛になのか、「ごめんね」という言葉になのか、あるいは時間になのか。いずれにせよ、自分自身にではなく何かに「たくす」、逃亡、逃避ではなく「ゆだねる」ことがベッドサイド概論としては欠かせないと思っています。

（二〇一八年六月八日）

第二部 往復書簡

I　ハンセン病について

往信I　高草木光一より徳永進へ

善意の陥穽

私がハンセン病についてまとまった知識を得たのは、大学生の頃に読んだ三宅一志『差別者のボクに捧げる！——ライ患者たちの苦闘の記録』(晩聲社、一九七八年)でした。高校時代に、「幻の作家」と言われた北条民雄『いのちの初夜』(創元社、一九三六年)を読んで、ハンセン病患者の置かれた実態に触れて衝撃を受けるとともに、「いのち」という言葉のもつおどろおどろしたイメージに一種の恐怖さえ抱いたのを覚えています。しかし、それはどこか遠くの世界の出来事であるとは思っていました。

三宅氏の著作の表紙カヴァー折返しには、「悪魔の道は善意によって舗装される！　サミュエル・ジョンソン」とあります。ジョンソンは、『英語辞典』(一七五五年)の編集で著名な一八世紀の人物です。

J・ボズウェル『サミュエル・ジョンソン伝』(一七九一年)によれば、ジョンソンが一七七五年に「君、地獄の道には善意が敷きつめられている」と語ったことが記されていますが(第二巻、中野好之訳、みすず書房、一九八二年、一三五頁)、註に「これは言い古された言葉である」と書かれていて、一七世紀の詩人ジョージ・ハーバートが引用されているので、ジョンソンの言葉と言うのは難しいかと思います。ともかく、日本のハンセン病問題を考える場合に、「善意」に着目した点は三宅氏の慧眼であると考えています。

改めて言うまでもないことですが、日本のハンセン病問題とは、一九四〇年代に特効薬であるプロミンが開発され、その後不治の病でないことが確定的になった後も、「らい予防法」に基づいて強制隔離政策を維持しつづけたことにあります。二〇〇一年のハンセン病国家賠償請求訴訟・熊本地裁判決で、原告側が全面勝利し、時の内閣総理大臣・小泉純一郎は控訴をせず、強制隔離政策は誤っていたことが政治的には確定しました。かつては「救癩の父」と言われ、文化勲章まで受章した光田健輔《みつだけんすけ》が、強制隔離政策を推進したことで強く非難を浴びるようになります。文部大臣・前田多門《たもん》の娘で、ハンセン病に生涯を捧げようとした神谷《かみや》美恵子は、いまでも「聖女」のように語られることがありますが、光田の下で強制隔離政策に追随したということで、やはり批判される局面も出てきました。

おそらくこの問題に関わった中心人物のなかに、「悪意」をもった人はいなかったと私は思っています。もちろん、だからと言って、強制隔離政策を批判しないということでも、関係者を断罪しないということでもありません。「善意」が引き起こした悲惨な結果というパラドックスの検証が充分に行なわれていないことに、ある種の危機感をもっています。

『愛の風景』と〈The Best Intentions〉

世界的に著名なスウェーデンの映画監督イングマル・ベルイマンが、両親の若き頃の結婚生活を題材にして脚本を書いた映画(監督はビレ・アウグスト)が、一九九二年のカンヌ映画祭でパルム・ドール、最高作品賞を獲得しています。日本では、『愛の風景』という陳腐な題がついていますが、英語のタイトルは〈The Best Intentions〉です。直訳すれば、「最高の善意」ということになるのでしょうか。実は、このタイトルにこの映画の主題がはっきりと表されています。

貧しい神学生と富裕な家の娘が恋に落ち、結婚する。二人は協力して、赴任先の僻地の教会で日々の仕事に勤《いそ》しみますが、出身階級の違い、信条の違いから言い争いは絶えず、幾度も破局の危機を迎えます。ラスト・シーンは和解を示唆しているように見えますが、全体を通して感情のすれ違いが主題となって描かれています。

この夫婦は、二人とも「善人」であり、しかも互いを大切に思い、愛し合っている。しかし、そうした主観的「善意」は、ストレートに善き結果を招くものではありません。意図と結果のパラドックスを〈The Best Intentions〉というタイトルがそのまま表現していると言えます。

最小の、たった二人の間でも、主観的「善意」は相手にそのまま伝わらないのですから、その関係が社会大に広がれば、どうなるのか。すべての人が主観的に善意の人々であっても、社会は適切に運営されるとは限らない。個人の意図を超えたところで、一定の社会的法則が働く。その解明こそが、「社会科学」の存在理由だとも言えます。

医学倫理、生命倫理の標準的、代表的なテキストであるビーチャム／チルドレスの『生命医学倫理の原理』(一九七九年)では、「善行 beneficence」(訳書では「仁恵」)が「自律、無危害、正義」とならぶ原則として挙げられています。医療者の善意が医療行為の基礎になければならないのは当然ではありますが、この著作の「パターナリズム——善行と自律の衝突」という項において、「主観的善意」の逆説的作用に関してそれほど深刻な関心が払われているとは思われません(ビーチャム／チルドレス『生命医学倫理』第五版、立木教夫・足立智孝訳、麗澤大学出版会、二〇〇九年、二一五―二三七頁)。

日本で最初に大学医学部で「医学概論」を講じたのは、医師ではなくフランス哲学研究者であった澤瀉久敬《おもだかひさゆき》ですが、彼は、医学・医療が、自然科学であると同時に社会科学でなければならないことを主張していました（澤瀉久敬『医学概論　第三部　医学について』誠信書房、一九六〇年、二六七頁）。ことに医療に関しては、医療施設や治療費、医師の待遇といった社会的側面を強調しています。この澤瀉の見方を掘り下げていけば、自ずと医学・医療における「善意の反社会性」という問題につながっていくはずです。

善意の対立、善意の否定

医学や医療の問題を考えるとき、基本的視点は「善意を疑え」であると思っています。医師のなかには「医は算術」と思っているような良からぬ輩のいることは、もちろん充分に承知していますし、その問題はまた後で考える機会があるかと思います。とりあえず、すべての医師が善良で有能であると仮定してみます。そのように仮定しても、医学や医療には原理的な問題が孕まれています。

クロード・ベルナール『実験医学序説』（一八六五年）のなかの有名な一節を見てみましょう。

「我々は人間について実験や生体解剖を行なう権利があるだろうか。内科医は病人について毎日治療的実験を行ない、外科医もまた被手術者について毎日生体解剖を実行している。したがって人間についてもたしかに実験することができるといわねばならぬ。しかしながらこれはいかなる程度まで可能であろうか。我々は人の生命を救うとか病気をなおすとか、その他その人の利益となる場合には、何時でも人間について実験を行なう義務があり、したがってまた権利もある。内科及び外科における道徳の原理は、たとえその結果が如何に科学にとって有益であろうと、即ち他人の健康のために有益であろうと、その人にとっては害にのみなるような実験を、決して人間において実行しないということである。」（三浦岱栄訳、岩波文庫、一九七〇年、一六七―一六八頁）

ここには二つの「善意」の対立が描かれていると見ることができます。一つは、未来の世代のために病気のメカニズムを解明したいという医学的「善意」、もう一つは目の前の患者を救いたいという医療的「善意」です。この二つの「善意」は重なり合う部分もあるでしょうが、対立する契機も含まれています。ベルナール自身は、「医療」のなかに潜む「実験的要素」の問題を、「その人にとっては害になるような実験を、決して人間において実行しない」ということで簡単に「解決」してしまっているように見えます。ところが、現実的には医学と医療をめぐってさまざまな事件が起こっているのです。

たとえば、ある薬を開発したら、その致死量を知りたいというのは「医学的」関心としてあるでしょう。いちばん手っとり早いのは、目の前にいる患者に一粒ずつ死ぬまで服用させることでしょう。あるいは、新しい病気に対して敢えて治療をせず、経過観察を行なうことでその病気の「自然史」が解明されれば、将来の医療に資することは間違いありません。医学的関心、あるいは「未来の人類のために」、「メカニズムの解明のために」という医学的善意には、もともと悪魔的なものが棲みついていると考えることができます。対象が生身の人間であるにもかかわらず、物理学的な問題関心で、いかようにも対象を加工したいと考えることに根本的な問題があります。

そのような悪魔的な関心を全面的に許容する機会が、戦争です。戦争は、「非常時」ですから、平時には許されなかったことも、勝利の大義の下に許されてしまいます。その戦時医学に対する反省から生まれたのが、「インフォームド・コンセント informed consent」の概念です。ナチスの医学を裁くべくニュルンベルク医事法廷（一九四六年一二月－四七年八月）が開かれますが、その裁判に基づくニュルンベルク綱領（一九四七年）で、はじめて「インフォームド・コンセント」の考え方が導入されることになりました。

「インフォームド・コンセント」は、日本では「説明と同意」と訳されて理念が骨抜きにされてしまっていますが、一九六〇－七〇年代のアメリカで展開された患者の権利運動の文脈にこれを位置づければ、ヒポクラテスの誓いにある「養生治療を施すにあたっては、能力と判断の及ぶかぎり患者の利益になることを考え、危害を加えたり不正を行なう目的で治療することはいたしません」（ヒポクラテス「誓い」大槻マミ太郎訳、大槻真一郎編『ヒポクラテス全集』第一巻、エンタプライズ、一九八五年、五八一頁）という医療者の職業倫理に対抗的な側面をもっています。

「インフォームド・コンセント」の真髄は、患者が「自己決定」するという点にあります。そこには、医療者の「善意」の否定までが含まれていると考えられます。病気が人生の一局面に過ぎない以上、究極的には患者の「愚行権」もまた認められなければなりません。寿命を縮めてでも、美食や趣味や仕事を優先し、人生をまっとうしたいという患者の願いを、医療者が狭い医学的見地から否定することに根本的な疑問を投げかけています。

このような医療者―患者関係のコペルニクス的転回を起点として、医師の善意をめぐってハンセン病の問題を考えるというのが、今回の趣旨です。

「鼻がもし　穴だけだったら」

二〇一四年一〇月一九日、テレビの「NHK短歌」をたまたま見ていたところ、「鼻」がテーマで、入選歌の一つに次の短歌が選ばれていました。

鼻がもし 穴だけだったら 眼鏡って
どんなかたちを してただろうか

選者の永田和宏は、これをユーモアのある歌として選んだのでしょう。「なんという埒《らち》もない想像かと笑ってしまうが、しかし発想はおもしろい」（『NHK短歌』二〇一四年一二月号、七六頁）と評しています。しかしハンセン病の人のなかには、実際に「鼻が穴だけ」に近い人もいるということに、選者もNHKの担当ディレクターも想像力が及ばなかったのでしょうか。

桜井哲夫（本名：長峰利造）という元ハンセン病患者がいました。NHKでは、二〇〇二年二月一四日に「にんげんドキュメント　津軽・故郷《ふるさと》の光の中へ」という、桜井の六〇年ぶりの故郷帰還をテーマにしたドキュメンタリー番組をつくっています。青森のリンゴ農家に生まれた長峰利造は、一九四一年ハンセン病を発病して草津の栗生《くりう》楽泉園《らくせんえん》に収容されます。両手の指はなく、全盲、左目は剔出《てきしゅつ》しています。鼻梁《びりょう》はほとんどありません。声帯も冒されていて、小さなかすれ声でしか話せません。この人については、金正美《キムチョンミ》『しがまっこ溶けた――詩人桜井哲夫との歳月』(日本放送出版協会)が、同じ二〇〇二年に刊行されています。最近では、権徹《ゴンチョル》『てっちゃん――ハンセン病に感謝した詩人』(彩流社、二〇一三年)があります。権の著作は、副題を見てもわかりますが、「ハンセン病に感謝した」点が強調されています。桜井が権に連れられて韓国に旅行し、大学院生に特別授業を行なった後で、ホテルで漏らした言葉が紹介されています。「お母さん、産んでくれてありがとう。利造はこんなに、みんなに愛されました」(同書、四頁)。

これは、徳永先生の講義で紹介された、元ハンセン病患者に対する最近のアンケート調査の結果と呼応しているかもしれないと考えました。同じ元患者のなかに、「差別、許せない」という思いと「ありがとう」という感謝の意が共存していることを、徳永先生は注視しています。

私なりに問題を広げてみますと、誰もが自己肯定せずには生きていけないということにつながると思われます。これは、水俣病が提起した一つの問題だと思っています。公害に限らず損害賠償訴訟では、被害の大きさを示さなければなりませんから、「こんな体に誰がした」、「おまえのせいでこんなに不自由な体にされてしまった」と身体の欠損や劣性を前面に押し出して主張することになります。重症患者の大きな写真をプラカードに掲げてデモをするようなこともありました。しかし、それが水俣の内部で変わっていくことになります。

胎児性水俣病の重症患者である上村《かみむら》智子の妹が、高校の授業で姉の写真を見せられました。教師が「いかに環境問題が大切か、環境を護らないとこのような不幸な子どもが生まれる」と話すのを聞いて、妹は「姉のことをそんな風に言わないでください」と泣きながら抗議したそうです。このことを、原田正純医師は、大きな事件として語っています。「その発言でこの教師は頭をガーンと殴られた感じがしたと言います。そして、今まで自分たちがやってきた運動は何だったのか深く反省させられたそうです。

この教師は一から出直そうと考えました。わたしにとっても今までの水俣病の反公害キャンペーンを考え直す一つの契機になりました」（原田正純『宝子《たからご》たち――胎児性水俣病に学んだ50年』弦書房、二〇〇九年、二七頁）。

どんな不自由な体になろうとも、人間としての尊厳はあり、ご家族にとって「かけがえのない存在」であることに変わりはありません。見せ物のように人前に晒《さら》すことは許されないという論理でしょう。難病や大事故で身体の自由を奪われた人たちがしばしば口にするのが、「病気であったために、他人の痛みをわかる自分になれた」、「事故にあったがゆえにほんとうの幸せを手に入れた」といった自己肯定の言葉です。ハンセン病になって変形された身体も自己の身体として、故郷を追われ隔離された人生も自分の人生として、愛《いと》おしみ、「かけがえのない」ものとして肯定しなければ、日々の暮らしが成り立たないでしょう。

もちろん、そうした自己肯定の裏側には、厳しく突き上げてくる自己否定が張りついているはずです。「ハンセン病に感謝した」という桜井哲夫の詩を一つ紹介しておきます。『無窮花抄』（土曜美術社出版販売、一九九四年）に収められた「榛名グラス」というタイトルの詩です。

その日詩友の新井美与子さんから贈られた榛名
　グラスに
看護婦は琥珀の液体を満たし二個の氷片を浮か
　べてくれた
友よ榛名グラスを上げてくれ
二人の誕生日
上げた榛名グラスに療養所で送った年輪が輝い
　ている
友よ　友よ　俺の友よ
友よ　君の名は癩
（大岡信責任編集『ハンセン病文学全集』第七巻、皓星社、二〇〇四年、四六三頁）

自分の苦しみを理解してくれる「友」は「癩」という病しかないという悲痛な訴えで終わっています。「ハンセン病に感謝する」と言った同じ人が、このような詩を残しています。

神谷美恵子の善意

日本のハンセン病に対する強制隔離政策は、一九九六年の「らい予防法」廃止によって終止符を打たれます。プロミン等スルフォン剤の評価が国内外で確定的になった後も日本政府が頑なに取りつづけた強制隔離政策は、外来治療に移行する国際的な動向にも反するものでした。二〇〇一年の熊本地裁判決は、「遅くとも、昭和三五年〔一九六〇年〕以降においては、もはやハンセン病は、隔離政策を用いなければならないほどの特別の疾患ではなくなっており、病型のいかんを問わず、すべての入所者及びハンセン病患者について、隔離の必要性が失なわれたものといわざるを得ない」、「遅くとも昭和三五年には、新法〔らい予防法〕の隔離規定は、その合理性を支える根拠を全く欠く状況に至っており、その違憲性は明白となっていたというべきである」（『判例時報』一七四八号、二〇〇一年七月二一日、三一、一〇〇頁）と厳しく断罪し、原告側の全面勝訴となりました。

以後、強制隔離政策を推進した光田の下でハンセン病のために命を捧げた神谷美恵子に対しても、批判的な見解が現れるようになりました。たとえば、彼女の次のような言動が問題になっています。

「一九〇七年から一九五四年の間に日本政府が癩患者の強制隔離政策を組織的に実施し、これが成功して患者の大部分が癩療養所に収容されるに至った……。治療の有効な方法のなかった時代にあっては、この政策はたしかに患者にとって大きな恩恵であったにちがいない。なぜならば、これによって患者は経済的困難及び社会的差別から保護されたからである。……／その上、過去において強制的に隔離されたという意識は、患者の多くの者の中に、社会及び政府当局に対する深い恨みの念を植えつけたようにみえる。これに対する代償として終生、医療と生活保護をうける権利があるとの主張がここからうまれている。この特権意識は時折、強い個人的攻撃性や、特定の要求を主張するための集団的デモの形であらわれる。……／政府によって衣食住を保障されているため、結核の場合にくらべて、経済的な悩みを持っている患者は、はるかに少ない。その半面、これが経済的独立への欲求を阻み、依存性や劣等感を少なからぬ患者の心に助長していることも争えない。」(神谷美恵子『極限のひと――病める人とともに』ルガール社、一九七三年、八八―八九、九四頁)

「現在の視点から見れば、長期の療養者にとっての過去の歴史は、不当な犠牲を強いられた年月にしかみえない。そしてこの代償としての十分な医療と保護は、終生保障される権利があるという主張が生まれ、これに基づく具体的な要求の内容を無限にエスカレートすることが、患者たちの全体としての生活目標であるかのようにみえる面もある。」(『神谷美恵子著作集8　精神医学研究2』みすず書房、一九八二年、一六二頁)

ミシェル・フーコーの翻訳者でもある神谷が(『臨床医学の誕生』みすず書房、一九六九年/『精神疾患と心理学』みすず書房、一九七〇年)、隔離政策の問題点に気づいていなかったとは考えにくいと誰もが思うでしょう。フーコーは、『狂気の歴史』(一九六一年)において、精神病者の隔離の問題をテーマにしているからです。神谷は、なぜ隔離政策を批判することなく、光田健輔を尊敬しつづけたのか。なぜ「全患協」(一九五一年に全国国立癩療養所患者協議会として発足)の運動に理解を示さなかったのか。

元ハンセン病患者の立場から、神谷に対して真っ向から批判を投げかけたのが鈴木禎一《ていいち》です。鈴木は、全患協の事務局長を八年間務め、「患者運動の先駆者」として評価されている人物です(三宅一志・福原孝浩『ハンセン病――差別者のボクたちと病み棄てられた人々の記録』寿郎社、二〇一三年、五六頁)。鈴木は、神谷が療養所内の生活実態や経済水準に関してまったく無知であること、最低限の生活を営むための患者の主張や行動が「特権意識」や「要求内容のエスカレート」と捉えられていることを糾弾しています。結論として、「神谷氏の「患者心理の認識」の誤り」として三つの点を挙げています。「強制終身隔離政策は、患者にとって恩恵であるとの立場にたっていたこと」、「光田健輔に傾倒するあまり、その認識範囲をこえられなかったこと」、「したがって、管理者側の立場から、患者の状態、処遇を見ることが多かったこと」の三つです(鈴木禎一『ハンセン病——人間回復へのたたかい　神谷美恵子氏の認識について』岩波出版サービスセンター、二〇〇三年、三八〇—三八一頁)。

神谷は、四三歳の一九五七年に長島愛生園非常勤職員となり、診療や調査を行ない、これを基にして「癩に関する精神医学的研究」を執筆し、一九六〇年に大阪大学より医学博士の学位を授与されています。その後も、五一歳の一九六五年四月に長島愛生園精神科医長となり、月に二度、水曜から土曜をその地で過ごしています。健康上の理由により長島愛生園を辞任したのは、一九七二年のことでした。

その学位論文である「癩に関する精神医学的研究」を実際に読んでみると、意外な平板さが目につきます。たとえば、長島愛生園内の入院患者一〇四名を対象とする面接調査の結果は、「満足」度が、十、一、不明の三つに分類され、「退院の希望」は、十と一の二つに分類され、まとめられています。

「このグループ〔面接調査の対象〕の五二%にあたる人びとが満足や感謝の気持をあらわした。とはいえ、これらの人びとのうち、かなりの者の精神状態がapathy、すなわち感情の鈍麻または無感動に似たもので、考える努力も感じることもすべて失われている場合や、ただ形式的に満足や感謝を表わしている場合もあったと言わねばならない。しかし、明るい態度でこのような感情を表わした者は、便宜上すべてこのカテゴリーに入れた。」

「いつかは退園したいという願望を表現したものは九名だけで、あとの九五例は身体的及び社会的理由から、これを否定した。退園希望者は最年少者群に属する者、在所年数の最も短い者、身体障害度が最も少ない者に属していた。障害度が第一級及び第二級に属する者の中からは、退園希望者は一人も現われなかった。」(神谷美恵子「癩に関する精神医学的研究」、『神谷美恵子著作集7　精神医学研究1』みすず書房、一九八一年、三三五—三三六頁)

大学生や会社員に、「あなたは自分の大学(会社)に満足か」と訊ねて、「満足」、「不満足」、不明の三つのカテゴリーに分けたところで、各人が所属集団にもつ葛藤が見えてくるでしょうか。何に満足で何に不満足なのかもわかりません。さらに重要なのは、各人がつねに相反する感情をもちうることを前提に調査は実施されるべきということです。このような調査の目的は、患者たちが抱えている精神的葛藤を抽出する以外にないだろうと思われますが、神谷の調査は、それとは正反対の単純化の方向を向いているように見えます。徳永先生が、最近のＦＩＷＣ（フレンズ・インターナショナル・ワークキャンプ）の調査結果において「差別、許せない」と「ありがとう」が共存していることから問題を解こうとしているのは、神谷の調査の不十分さを意識してのことかもしれません。

神谷を「聖女」たらしめている原点とも言うべき「癩者に」（一九四三年）という詩についても、私は以前からどこか違和感を抱いていました。

何故私たちでなくてあなたが？
あなたは代って下さったのだ、
代って人としてあらゆるものを奪われ、
地獄の責苦を悩みぬいて下さったのだ。

許して下さい、癩者よ。

浅く、かろく、生の海の面《おも》に浮かび漂うて、
そこはかとなく神だの霊魂だのと
きこえよき言葉あやつる私たちを。
かく心に叫びて首《こうべ》たるれば、
あなたはただ黙っている。
そして傷ましくも歪められたる顔に、
かすかなる微笑みさえ浮かべている。

（神谷美恵子「癩者に」、みすず書房編集部編『神谷美恵子の世界』みすず書房、二〇〇四年、九一頁）

たしかに、感受性豊かな美しい詩ですが、私の抱いていた違和感の正体がある日突然見えたように思えました。徳永先生の講義のなかに、長島愛生園に宿泊したときの「夢」の話が出てきます。患者さんが鳥になって、当時学生だった徳永進の顔をペロペロとなめる、という「恐怖の夢」の話です。私は、その夢がリアルで面白いと思い、そのことを後で徳永先生に話すと、「あんな姿になって生きている患者さんたちに対する尊敬が大本にあってのことですが、やはりどこかに怖さがあった」という、別段お

もしろくもない答えが返ってきたのですが、そのときの「尊敬」という言葉で、とっさに思い出したことがあります。

もう二〇年も前のことになりますが、一九九八年に、障害者通所施設「風の子会」をつくった井出義文氏を大学に招いて講義をしてもらったことがあります。NPO認証申請のために会の定款を作成中のときでした。井出氏が起草したその「第3条　目的」は、「風の子会は、多くの困難を越えて豊かに生きようとする障害を持つ人とその家族を、尊敬し、応援する」となっていて、会の内部でも「尊敬」という言葉が議論になったそうです。井出氏の説明はこうです。

「私自身は「尊敬」という言葉にこだわっている。「尊敬」でなければならない、と思っている。……／「尊敬」を選んだのは、「言い表せない労苦や、いく度も夢やぶれ、あきらめてきた人生があり、それでもより豊かに生きようという力と姿に励まされる」からである。健常者には到底まねのできない忍耐力と意志に感服し、障害者を介助しながら逆に励まされているからである。障害者に対する「尊敬」の念がなかったら、ボランティアを継続することなどできはしない。」（井出義文「障害者の自立と通所施設」、慶應義塾大学経済学部編『マイノリティからの展望──市民的共生の経済学2』弘文堂、二〇〇〇年、一一四－一一五頁）

徳永先生や井出氏の「尊敬」と比べてみると、神谷の患者に対する視線が異質なものであることがわかります。神谷の言う「癩者」は、私にはイエス・キリストの化身のような「聖性」を帯びた者、人類の罪状を一身に背負った「聖者」のように見えてしまいます。逆に言えば、そこに生身の人間はいない。「聖者」は、団結をしたり、抗議をしたり、反抗をしたりすることなく、じっと、密やかに、重荷に耐えていかなければならない。そのかぎりにおいて、自分は全力で彼らを支える。そういう屈折した信仰的な意識が神谷の活動の基盤にあったのではないかと思われます。

徳永進と「交流《むすび》の家」

徳永先生とハンセン病との関わりは、鶴見俊輔の影響下で同志社大学の学生たちを中心に進められたハンセン病回復者宿泊施設「交流《むすび》の家」の建設から始まったようです。京都で浪人中に同じ下宿の同志社大生から声を掛けられて、ワークキャンプのことを知り、以後「交流《むすび》の家」の建設・運営に関わっていきます。『交流《むすび》の家運動50年史　第一巻（一九六三年六月～一九七三年六月）』（特定非営利活動法人むすびの家／フレンズ国際労働キャンプ（ＦＩＷＣ）関西委員会、二〇一四年）の「資料編（ＣＤ版）」には、徳永先生の学生時代の文章もいくつか残されています。

一九六九年八月七日から一一日まで、大阪城公園でベ平連（ベトナムに平和を！市民連合）を中心にして、大阪万博に対抗的な「反戦のための万国博（ハンパク）」が開かれます。ＦＩＷＣでは、全国のハンセン病施設から送り返されてきたハガキを展示するというイベントをここで開催しています。そこに京都大学医学部二年生の徳永進がいました。

一九七〇年七月四日に東京・大久保で開催された「ラザロ・エクレシア連帯集会」について、徳永は『キャンプ風信』一三号（一九七〇年）で報告しています。ラザロは「神は助けられた」、エクレシアは「キリストによって、再び呼び集められた仲間の共同体」の意で、その綱領のなかに「全世界の精神病院、らい園、刑務所を解放せよ」という一文があることを紹介した後で、次のような論評を加えています。「ラザロ・エクレシアとは、あまりに抽象的な言葉であり、それが故に、自閉症もらいも砂川も含みうる。だから、最も注意しなければならないのは、国家権力ということを出すことによって、らい者も部落民も非らい者も非部落民もいっしょだとし、そこに横たわる溝を容易に見失うように、人間復帰という言葉で、様々に異なった個的な人間疎外の現場を安易にひとくくりにしてはならない」。

ここには、その後の徳永進を予感させるような響きがあります。普遍的・抽象的な理念に疑いの目を向け、個別的・具体的な隣人とともにあるという立場の基礎は、もう既にこの時期に形成されていたのかもしれません。

徳永進の強制隔離政策批判

徳永先生の強制隔離政策や光田健輔に対する評価を見てみましょう。鳥取出身のハンセン病患者四〇人に聞き取りを行なった『隔離——らいを病んだ故郷の人たち』(ゆみる出版、一九八二年。岩波現代文庫、二〇〇一年。岩波現代文庫は二〇一九年『増補　隔離——故郷を追われたハンセン病者たち』と改題)で、隔離が「終生」であったことをまず問題にしています。「もし隔離が、治らい薬ができるまでという前提で、医療者とらい者と家族と故郷の人々の間に了解されておれば、こんな悲しい話にはならなかっただろう。らいが最愛の家族に感染していく悲しみは今はないが、「終生」であることの悲しみは今も続いている」(徳永『増補　隔離』三二一頁)。

もう一つの問題は「強制」であり、そこには患者に対する人権意識のなかったことが批判されています。そのような政策を積極的に推進した光田については、「生活者としてらい者をみることよりも、この国から一人のらい者もなくするのだという官吏の立場をいつも優先させた」(同書、三二二頁)と指弾しています。その光田の患者に対する「拒絶」の意識は、患者の故郷や家族の人々にまで広がり共有されていたというのが基本的な批判の構図です。

「らい予防法」が廃止された一九九六年に、FIWC関西委員会は大阪・御堂会館で「排除から共生への架け橋」というタイトルのイベントを開催します(一一月三〇日)。鶴見、徳永、筑紫哲也の三人が講演しています。徳永先生は、その講演で、「療養所にいる五五〇〇人の全患者が一斉に故郷へ帰る」ことを実現させるべきだったと主張しました。そんなことをすれば、もちろん混乱やパニックが起こるでしょう。しかし、それによって、日本人の差別意識もまた浮き彫りになったはずだと言うのです。「どれだけの拒絶が国民の中にあるのか、どういう紛争や論争や格闘が起こるのか、やればよかったのに、この国の一人一人がそんなにやさしくもなく、差別を克服したわけでもなく、あかんたれのぐうたらの役立たずのろくでもない日本人であるということをもう少しはっきりさせればよかったのにと思います」(木村聖哉・鶴見俊輔『「むすびの家」物語――ワークキャンプに賭けた青春群像』岩波書店、一九九七年、一三六頁)。

日本に特殊な強制隔離をもたらした元凶としての光田健輔を糾弾し、さらに光田と同様に差別意識をもつ日本国民全体に行き場のない怒りをぶつけているようにも見えます。しかし、実はそれほど問題は単純ではありません。徳永先生は、いっぽうにおいて、光田のなかに「時代性を帯びたヒューマニズム」(徳永進「隔離の中の医療」、沖浦和光・徳永進編『ハンセン病――排除・差別・隔離の歴史』岩波書店、二〇〇一年、七頁)を見いだしています。「時代性を帯びた」という限定は付いているものの、光田の『回春病室――救ライ五十年の記録』(朝日新聞社、一九五〇年)を読んで、その「光」の部分にも注目しているのです。

「ハンセン病に対する特効薬のない時代、家や故郷で暮らすことのできなくなった病者が浮浪者となって路上や、粗末な小屋やいろいろな病人が収容されている養育院に雑居していた。こういう病者に同情して救いの手を伸べているのは外国人の宗教家であった。日本政府も日本国民も何も考えていない。光田健輔は「義憤を感じた」のである。」(徳永「隔離の中の医療」、沖浦・徳永編、前掲書、七頁)

徳永先生は、結論として、光田を断罪することでハンセン病問題に決着をつけることはできないとして、むしろ、「国民」や「われわれ」の側の問題を語ります。「光田健輔の持つヒューマニズムを批判できるくらいの人権尊重を自分の中に持ち日々実践行動をし、人権についての思想を国民の中に育てる努力をせずしては、光田を批判することは難しいのではないかと、私は思う」(同書、一三頁)。

では、神谷美恵子についてはどうか。徳永先生は、神谷に対する批判のあることを充分に意識しながらも、ぎりぎりのところでそれを避けているように見えます。

「ハンセン病者の入所時のPTSDへの一番の治療は、患者を故郷へ帰し、そこで有効な薬を与え、普通の病院や医院へ通院し、周辺住民が十分納得し、忌避を越えて共存することではあるが、神谷がそういう治療法を確立しなかった、体制の中での保守的なカウンセリングや投薬や精神分析しか行なわなかったといって、彼女を批判することは適当でないと思われる。」(同書、二五頁)

真っ正面から神谷美恵子批判を掲げた鈴木禎一の著作でも、長島愛生園での神谷の振る舞いについては、「長年月にわたって、幾多の悲劇と犠牲を強いた「らい予防法」を全面肯定した枠内での行動でもあった」という制限付きながら、「一定期間、愛生園の精神科医師として、誠実につくされた事実、患者からしたわれた事実は尊重する」(鈴木、前掲書、三八一頁)とポジティブな評価が与えられています。

徳永先生も、患者を励まし、施設のなかでも「生きがい」をもてるように尽力した神谷の姿勢を否定するわけにはいかないと考えているようです。それが、隔離政策を所与のものとして、何ら改革的道筋を展望しえないものであったとしても、そこには一定の価値を認めざるをえないということでしょう。「隔離から解放へという運動につながらないと批判される分岐点でもあるが、人間の深いところにあるものについて、多くの人びとに伝えたことは、ハンセン病精神医学としての大きな仕事だったろうと思う」(徳永「隔離の中の医療」、沖浦・徳永編、前掲書、二七頁)。

実は、徳永先生が『隔離』で取材したハンセン病患者の夫妻が神谷美恵子について語っている箇所があります。

「部屋には一枚の写真が大事そうにかざってあった。やさしい表情でこちらをみつめている白衣の女性だった。／「私たち、よくしてもらいました。ほんとに心の支えです」と奥さんが言う。この聞き書きをしたころはまだ生きておられ、写真に映っているころは愛生園の五病棟(精神科病棟)で勤務されていた神谷美恵子さんの写真であった。マリアを見るように野田さん夫婦は、その一枚の写真をみつめていた。」(徳永『増補　隔離』二六四―二六五頁)

強制隔離政策への視点

では、強制隔離政策をどのように捉えるべきなのでしょうか。

国家賠償訴訟で原告側が勝利し、国が控訴しなかったことで、ハンセン病の強制隔離政策は誤っていたことが政治的には確定しました。草津の重監房収容による事実上の殺人、「ワゼクトミー vasectomie」という輸精管結紮《けっさつ》による断種手術の常態化等、この政策の下で患者の人権が無視された数々の事実が掘り起こされました。「国家」＝加害者対「患者」＝被害者という基本的な構図ができあがります。たとえば藤野豊『「いのち」の近代史――「民族浄化」の名のもとに迫害されたハンセン病患者』（かもがわ出版、二〇〇一年）は、この構図を基本にしています。「私の最初の愛生園訪問は、いきなり近代日本におけるハンセン病をめぐる国家と患者のたたかいの歴史に直面したと言っていい。その時、私はどちらの立場で研究を進めるのか、自分の学問の質が問われていた」（同書、一六八頁）。これは、良心的な研究者の一つのタイプでしょう。

水俣病問題に尽力した宇井純の「公害には第三者はない」（宇井純『公害の政治学――水俣病を追って』三省堂新書、一九六八年、二〇九頁）という名言があります。公害問題に関しては、加害者と被害者の二つの立場しかなく、中立性を装う学問的立場は、結局は加害者側に加担していることになる、という厳しい指摘です。企業が垂れ流した「原因物質」と水俣病の発生に明確な因果関係は認められない、とする見解は、学問的良心に基づく「正しい」ものであったとしても、公害問題という「政治的な」場においてそのように発言することは、その行為自体が加害者を利することになります。究極的に自分がどちらの立場に立つのかを考えて行動しなければならないという研究者倫理の問題としては、藤野氏の姿勢はもっともだと思えます。

ただし、ハンセン病の歴史を考察する際に、「国家」＝加害者と「患者」＝被害者という二極モデルで医師の役割を分析できるかどうかは、改めて考えてみる必要があります。「国家」側の医師と「患者」側の医師とに善悪二元論的に区分したところで、何かが解明されるわけではありません。医師は、基本的には患者のためにという善意をもっていることは、一応仮定しておいてよいのではないでしょうか。

強制隔離政策を推進したという意味では、「国家」＝加害者そのものと言ってもいい光田健輔にしても、隔離政策へと彼を駆り立てたのが、外国人による慈善事業に頼っている日本の癩病対策の現状への「義憤」であったことは（光田、前掲書、二二頁）、徳永先生が指摘しているところです。この点に関しては部分的には、「医学的善意」と「医療的善意」の乖離として解けると思います。目の前の患者ではなく、ライ菌と向きあっていれば、「医学的善意」は強制隔離政策に帰着します。しかし、光田にも患者への深い思いがあったことは認めるべきでしょう。断種手術の実施にしても、療養所内において「家庭」をもたせたいという主観的な善意が動機になっていたと言えます（光田健輔「「ワゼクトミー」二十周年」『愛生』第六巻第四号、一九三六年、四頁、藤野豊編『編集復刻版 近現代日本ハンセン病問題資料集成』補巻15、不二出版、二〇〇七年、所収）。熊本に私立のハンセン病療養所をつくったハンナ・リデルが、結婚と出産による伝染を防ぐために男女の居住スペースの厳格な分離を主張したことと、どちらが「人間的」であったのかは、意見の分かれるところではないでしょうか（猪飼隆明『「性の隔離《セックス・セグリゲーション》」と隔離政策――ハンナ・リデルと日本の選択』熊本出版文化会館、二〇〇五年、七九―八四頁）。

神谷美恵子については、彼女が主観的に患者のためを思い、患者とともにあっただけではなく、患者たちに慕われ、生きる喜びを与えていたという事実も認めなければなりません。問題は、主観的には一〇〇％「患者」の側に立っていた彼女が、なぜ、客観的には国家の強制隔離政策に追随し、その枠のなかでしか問題を捉えられなかったのか、ということでしょう。

ハンセン病に関わった医師は、誰もが主観的には患者の側に立とうとしながら、結果的には国家政策に加担することになってしまった。私が徳永先生に注目するのも、実はこの点にあります。

近代医療では、医師の資格は国家免許ですから、医師は国家に庇護される特権者であり、かつコントロールを受ける従属的存在です。医師は、いわば国家の出先機関のような役割を付与されているわけですが、日常的診療の場面においては、国家の側と患者の側とがつねに敵対的な関係にあるわけではなく、患者の立場に立ちつつ、国家政策に加担することには何の矛盾もないように見えます。両者の間に決定的な亀裂が入ったとしても、多くの「善意」の医師には、その亀裂が目に入らない。

問題は、「患者」の側に良心的に立つということではなく、国家の出先機関としての医師である自己に対してつねに批判意識をもつこと、国家と自己とを対峙させる強靭な想像力をもつことではないでしょうか。

「故郷」を創造する想像力

学生時代に徳永先生が長島愛生園を訪れると、鳥取県出身者から、「大山《だいせん》はまだあるか」、「日本海は残っとるか」、「千代《せんだい》川は流れとるか」と尋ねられたというエピソードが講義で紹介されました。故郷を奪われた人たちが故郷を懐かしむ様子をエピソードにしたものだと単純に考えていましたが、先日、京都から鳥取まで列車で行く機会があり、そのときに認識を新たにしました。飛行機で東京から鳥取に行くと周りの風景はまったく目に入らないのですが、列車では、車窓からほぼ目の高さでの日常的な光景を見ることができます。うたた寝をしていて鳥取にだいぶ近づいてから目を覚ますと、車窓から広がる風景に驚きました。小さな山が近くにあるせいか、雄大な自然ではなく、まさに昔ながらの日本の故郷の原型のようなこぢんまりとした集落が田畑の合間に次々に現れてきます。近代以前から変わっていないかのような民話的な佇《たたず》まいでした。なかでも、列車と部分的に平行に流れている千代川は、深くもなく、速くもなく、広くもなく、日常生活のなかにそのまま溶け込んでいるような美しい川でした。そこで子どもたちが水遊びをしたりする光景が目に浮かんできます。車内放送で「流し雛」の行事のあることを知り、この川であればそんな遊びもしたくなるだろうと納得しました。

ですから、徳永先生の言う「方法としての故郷」も、鳥取への想像力をもって考え直してみる必要があります。徳永先生は、京都大学医学部を卒業していますから、本来ならば関西の大病院でそれなりのポストがあると思うのですが、実際には、鳥取赤十字病院、野の花診療所と、故郷に根を張ったような生き方をしています。故郷を同じくする人ならば、自分とどこかでつながっている。自分にとって特別の人だと思える。「この人のことは放っておけん」と思えるようになる、というのです。最初の著作である『隔離』も、各地のハンセン病療養所に入所している鳥取出身者に取材したものでした。

「方法としての故郷」は、正確には「方法としての故郷＝鳥取」と考えたほうがよいと思います。一九七〇年、『むすび』一八号に、京都大学医学部三年生の徳永進は「拒否の形〈らい〉の接点　とっとり」という論考を寄せています。ここでは、らい者と非らい者の接点として、三つの可能性が考えられています。一つは、「いつのまにか村から消えたらい者とらい者を忘れた村人を通して村の共同性を探る方向」です。これは、文字どおりの「故郷」をらい者に取り戻させるという試みです。「最も難しくしかも根源的な接点」であると自身で述べていますが、鳥取県八頭《やず》郡和奈美《わなみ》を具体的に想定しています。二つめは、「収容された療養所内と近くの地元との共同性を探る方向」です。三つめが、奈良の「交流《むすび》の家」に代表されるような施設です。「らい者の療養所でもなければ、らい者の故郷でもない」場所です。「現場を脱却している点では、多数の人間に訴えることはできても、生活にむすびつかない点が多く、現実への降点とはなりにくい」と述べています。

翌一九七一年の論考「失われたふるさと共同体へのノスタルジーはいかにして越えられるか」では、らい者と共同できる「第二のふるさと」を創ることが提案されています。

「土地が安く、自然が十分に残され、決して情況からかけ離れていない日本の村の近くに。誰かがヤギをかう、乳をしぼる。誰かと誰かが紙芝居を持って山を下る。誰かと誰かは町で働いて帰ってくる。誰かは町に住む。土、日とやってくる。どこからともなく若い放浪者が住みつく。分校の先生は仲間だ。寄合いは公民館である。下の村の青年団が混る。脱走兵がやってくる。盆踊りが復活する。若い衆、決してここは住まなくても見捨てる所じゃないぜ。長くここにいたものは飽きて去った。新しく悩める若者がくる。そんな形で続いてもいい。」

この空間の把握の仕方、自然との距離の取り方は、鳥取の風景のなかで考えるとしっくり行くように思われます。ウシではなくヤギを飼う、テレビではなく紙芝居が似合うような、自然のなかにある小さな田舎の共同体のイメージです。当時は、べ平連の米軍脱走兵援助活動がありました。世間の動向と無関係な山奥ではなくて、適度な緊張感のある山里で人為的に「故郷」をつくるという発想は、前年の論考にあった三つの方向の総合として現れたものでしょう。しかし、第一の方向のように本来の「故郷」ではなく、第二の方向のように療養所の近くでもなく、第三の方向とは違って生活全体の共同体であることを志向しています。

ハンセン病問題は、ここで、鳥取の原風景を背景にして二重化された故郷、つまり「奪われた故郷」と「創造すべき故郷」との対立構造として描かれています。国家権力によって奪われた患者たちの故郷を、別の次元で奪還し、創造するという問題意識が、徳永進のハンセン病に対する根源的な姿勢であることがわかります。国家政策を単に指弾するのではなく、「医師」という自己の立場そのものを相対化しつつ、国家政策に対してオルタナティブを構想しうる想像力が徳永進の真骨頂であるとすれば、神谷美恵子の「善意」に決定的に欠けていたものが何かは自ずと浮かび上がってくるはずです。

（二〇一八年四月一日）

返信I　徳永進より高草木光一へ

藤本としさんのこと

長島愛生園で、鳥取の人たちに会いました。講義のときにも話しましたが、みんなが口々に、「あの空はあるか」、「あの海はあるか」、「あの川はあるか」と私に尋ねます。隔離・収容が起こす驚くべき現象だと思いましたが、その問いのシンプルさに救われる部分もありました。そのとき、私は「鳥取の人を訪ねて話を聞かんといけん」という思いに駆り立てられました。ハンセン病の強制・絶対・終生隔離は誰がなぜ、どうして起こしたのか、あるいは差別とは何か、を考える普遍的な視点を私がもっていたわけではありません。問題を普遍的に捉えるのが苦手で、具体的に実感的に追いかけるという方法が自分に合っていました。

訪ね歩く前に、会っておきたい人がいました。その一人は藤本としさんで、鳥取の人ではありません。藤本さんは、失明されていて、両手の指も失っていますが、意外に明るい人でした。その人が『地面の底がぬけたんです――ある女性の知恵の七三年史』（思想の科学社、一九七四年）という本を書いています。あるとき道で、杖が当たって、森田君に会います。としさんは大人になってからの失明でしたが、森田君は二歳で失明しています。それで、としさんが森田君に「そんなら色はなんにも覚えていない？」と聞くと、森田君は、「知っとる、一つだけ……めくらはまっくろだとみんなが言うから、いつも見ているこの色が黒なんやろ」と超然と言ったということです（同書、二五頁）。自分はいろいろな色の思い出があるのに、森田君は、黒一色で生きている。自分が世界でいちばん不幸者だと言っているわけにはいかない、と思うわけです。

部屋で一緒だった在日コリアンのおばちゃんが、鐘撞堂《かねつき》のほうに上がろうと言って、閉じこもりがちだった藤本さんを外に連れ出してくれました。初めて登る坂道なのに、自分のほうが速かった。鐘撞堂に上がると、海を渡る風が気持ちいい、鳴く鳥の声も聞こえる。きょうからは力いっぱい負けずに、自分の可能性をえぐり出すようにして生きていこう、と思ったそうです。別のおばあちゃんから、けさ来た手紙のなかに読めない字があるので教えてくれ、と頼まれます。「重箱の上になあ、長い箸を一本横にのせて、その上と下とに団子を一つずつ置いたような字はなんと読むのや」。「それは、母という字よ」と藤本さんは教えます（同書、九頁）。

島田等さん、山本肇さん

「らい詩人集団」の責任者の島田等さんに会ってみたら、と先輩から助言を受けました。らい詩人集団は、『らい』という詩の雑誌を一九六四年に創刊号として出しています。その雑誌名に驚きましたが、「らい詩人集団宣言」（一九六四年八月）にもびっくりしました。その中の一節にはこう書いてあります。「私たちは、私たちの詩がらいとの対決において不充分であり、無力でもあったことをみとめる。なぜそうであったかの根を洗いざらし、自己につながる病根を摘発することから、私たちは出発するだろう」。犠牲者として小さく萎縮しているのではない姿勢に打たれました。島田等さんに実際にお会いして、ハンセン病の歴史などについてお聞きすると、「徳永さん、このハンセン病の療養所、隔離収容がいまも続行している理由は何かわかりますか」と聞き返されました。「光田健輔に代表される国家権力の施行によってでしょう」と答えると、「そうです。しかし、もう一つあります」と言われました。私の頭のなかでは、「犠牲者は患者さん、悪の根源は国家権力、光田健輔」という構図ができていたので、そう問われて困りました。島田さんは言いました。「国民の無関心です」。なるほど、そうかと思いました。

『らい』五号から「聞き書き」のコーナーがつくられます。同人の誰かが患者さんにインタビューをするという形式です。誰もが、自分の人生を隠して生きてきたと言います。もちろん偽名ですし、家族に迷惑がかからないように出身地さえ明かさないケースもあります。鳥取出身の人たちも、きっと人には言えないことを体験したり考えたりしているだろうと思って、鳥取の人たちを訪ね歩こうという思いがますます強くなりました。学生のときには数人の話を聞いただけでしたが、医者になって鳥取に帰ったときに、本格的にやってみたいと思い、勤務先の鳥取赤十字病院の院長先生に長期休暇を願い出ました。半ば呆れられたものの、一カ月だけ許可してもらえました。鳥取出身の人の多くは、瀬戸内海の長島愛生園、邑久《おく》光明園、大島青松園（香川）に収容されましたが、多磨全生園《たまぜんしょうえん》（東京）、栗生《くりう》楽泉園（群馬）、駿河療養所（静岡）、菊池恵楓園（熊本）に行った人たちもいました。

強制収容所での悲しい場面を、鳥取出身の山本肇さんは俳句で表現しています。

春あけぼの義足結びて行処なし

ライ菌は、手足や顔など、服の外に出ているところに後遺症を残させます。山本さんの場合も片足を切断することになった。義足ができあがって、嵌めてはみたけれど、行かねばならないところはない。子どもの入学式に行くわけでもなし、結婚式に呼ばれているわけでもなし。

白さが違ふ故郷の餅焼く同室者

この当時は一二畳に四人で生活していました。正月が近づくと、出身地の県庁から餅を送ってくることが多かった。兵庫県の餅はこんな色か、島根県のはこんな色かと、同室の人たちが餅の色を見せ合う様子です。

ナイターの灯裏に母の死知らされをり

大阪球場で妹二人と野球を観戦していたときのこと。故郷で会うことはできないので、こういう場所で会うわけです。お母さんがだいぶ前に亡くなったことを初めて知らされます。母親の死さえすぐには教えてもらえない自分の境遇に思いを馳せます。

野菊など供花とし墓を去りにけり

お母さんが死んで一年後にお父さんも亡くなり、だいぶ経ってから一人で墓参りに行きます。野菊を摘んでお墓に供えて、そのまま一人帰っていきます。ご本人は、あっけらかんとした感じの人でした。

無癩県運動と故郷

鳥取県は無癩県運動を率先して行ない、強制収容に熱心でした。愛知、鳥取は早い時期から無癩県運動に力を入れています。『鳥取県ノ無癩運動概況』(鳥取県癩予防協会、一九三八年)という資料を見ると、知事、県会議長、医師会長、歯科医師会長、薬剤師会長、婦人会長、衆議院議員、貴族院議員、県学務部長、経済部長、総務部長等々が発起人となって鳥取県癩予防協会を設立し、県内の患者さんをどんどん長島愛生園に送り込んでいます。一九三八年四月には四五名を送致し、計一〇三名を収容したとあります(同書、五九頁)。社会の骨格になるところが挙《こぞ》ってこの運動に参加していると言えます。長島愛生園のなかには立田《たつた》寮が建てられますが、これは当時の鳥取県知事・立田清辰の名前に由来します。

鳥取市で開かれた予防協会設立記念講演会における光田健輔の講演録を読むと、伝染への過剰な意識のあることがわかります。たとえば、洗濯屋の主人がハンセン病だったとわかって収容したが、洗濯物を通して感染が広がる可能性はある。あるいは、ハンセン病の患者が銭湯を利用している場合があるから注意しなければいけない、と力説しています(同書、三四―三五頁)。聴衆にわかりやすく、説得力がある講演。感染症であることを脅しのように使っている。

では、その無癩県運動に対して誰が抵抗できたか。「国民の無関心」という島田等の言葉を紹介しましたが、国民の側は抵抗のしようがなかった。台風が頭の上を過ぎていくのを、息をこらえるようにしている。「うちでなくてよかった」と、安堵で一息ついている。住民の側が患者さんを引っ張るようにして追い出したという印象はありません。行政や保健所や警察が、夜明けの貨物列車に乗せて収容していきました。

ハンセン病で印象深いのは、まずは患者さんたちの身体の変形です。強制収容の場面も強烈です。ライ菌が身体に入ったという、ただそれだけのことで、犯罪者と同様の扱いを受けてしまう。写真家なら、その身体の変化や収容の場面を切り取ってみせてくれるでしょう。

患者さんたちにはいろいろな人がいましたが、言葉少ない人たちも含めて、皆さんの飾りっ気のない言葉が心に刺さりました。取ってつけたような言葉ではなく、思わず自分のなかから湧き出るような言葉を一人一人がもっている。新鮮な「言葉の海」と言えばきれい過ぎますが、ともかくもその迸《ほとばし》り出る言葉に、私は強く引かれました。

たとえば、「ボロ買いの金さん」は、家族を大事に思うあまりに、自分を消息不明ということにしています。自分がいないことにしないと家族が守られないという、不思議な家族観です。大山《だいせん》の故郷の家が懐かしいと逃走、脱走した人もいます。見つかれば監房に入れられる、草津の重監房に入れられて凍死するかもしれません。それでも命を懸けて海を渡って本土に辿り着き大山の近くの家に帰ると、お母さんは青ざめて、「帰ってくるな、この家に近よるな」と言います。「お前がせめて戦争に行って流れダマにでも当たって死んでくれたら、世間や親類に顔向けができるのに」。「家族」や「母」という言葉のもっていたはずの温もりがなくなっています。言葉がどんどん壊れて生まれ変わるという体験を、ハンセン病の人たちから教えられました。

もう一つ、「故郷」があります。故郷の患者さんの話だったら、親しみがあるし、疎《おろそ》かには聞けない。同郷だからといって仲良しになれるわけではないのですが、抽象的で捉えにくいものに具体性をもたせて自分の問題にするには、「故郷」という方法を使わざるをえなかった。「映像」「言葉」「故郷」の三つを通して私はハンセン病に近づいていこうとしましたが、逆に言えば、ハンセン病がもっているそれ以上に根本的な問題には、近づけなかったのです。

「郷土愛＝パトリオティズム patriotism」は、「愛国主義」とも「ナショナリズム」とも違うものとして、私のなかにあります。無癩県運動は、ネガティブに郷土を割り、ハンセン病の人を追放して残った人たちだけの共同性を重んじました。それに対抗的な「郷土愛」を大切にしたいと思っています。

さきほど述べた元大工の山本肇さんは、その後がんになって手術を受けます。病棟で誕生日の二月四日がやってきます。立春の日です。

寝ころびて寝ころびて春立ちにけり

自分はがんで苦しくて、寝ころんでいるのに、春だけが勝手に立っていくという、ユーモアのある句だと思いました。長島愛生園のなかに万霊山納骨堂があります。亡くなった患者さんのほとんどは、荼毘《だび》に付された後、この納骨堂に入ります。そこに行く道は、掃除と手入れが行き届いています。昔は、不自由さの少ない患者さんたちが受け持ち、いまは業者が入っていると思います。万霊山に行く道には、入所者たちの手でしだれ桜としだれ紅梅が交互に植えられたそうです。

骨堂のしだれ紅梅見たきかな

これが絶句となりました。

不在の家族

「ボロ買いの金さん」は、ある朝、給食係の人がアルミの容器にご飯とおつゆを入れて届けると返事がなく、部屋に上がってみると亡くなっていたそうです。家族に看取られることのない死でした。「らい詩人集団」に入っていた今西康子さんという人が、一九八三年八月一一日付のハガキを私に下さいました。私が鳥取のハンセン病の人たちから聞き書きをした『隔離――らいを病んだ故郷の人たち』のなかに「ボロ買いの金さん」があったのを気に留めてくれていました。

「「ボロ買いの金さん」は八月四日未明自舎で心不全のため急逝、あす教会で召天初週記念会が行われます。御長男、御次男が参列される予定でございますが、彼は誰れにも看とられず、孤りでこの世を去って行かれました。でも先生が喝破されました御人柄と御苦労は後世の人々によまれ、愛されることでしょう。」

鳥になって私をペロペロなめ、「お前の人間の定義、言ってみろ」と言い、この島に赤い玉が落ちてみんな亡くなればいいと言った権さんは、最後は病気が進行して失明し、両手両足を失って「だるまさん」という格好になりました。精神的に混乱を起こして精神科病棟に入っていたこともありますが、最後に入っていた外科病棟から権さんがいなくなってしまいます。当直の看護婦と外科婦長が捜し回ったところ、海辺にいた。「もうこんな体になってまで生きとうない、死のうと思って」と権さんが言ったときの外科婦長のセリフがすごかった。「権ちゃん、甘えたらいけん！」。

権さんは連れて帰られた後、精神科婦長に、その日のために貯めていた一〇〇万円の定期預金が下りるので、温泉旅行に連れて行ってくれと言いだします。精神科婦長さんとあのときの外科婦長さんと、交際を求めて断られた、新潟に帰った看護婦さんと一緒に四人で最後の温泉旅行をしたい。死ぬ前に一緒に温泉旅行したいと思った相手が三人とも家族ではなかった。島で闘病をともに支えてくれた三人の看護婦でした。

国民の無関心を私に教えてくれた島田等さんは、柔らかい感じの人でした。後遺症はありましたが、自分で漬けた紅ショウガを、「これ、持って帰りますか」という仕草に、ある種の洗練さを感じました。結婚はしませんでしたから、料理も洗濯も自分でしていました。書棚にあったのは料理や旅や陶器の本でした。共産党員でもあったので、『マルクス＝エンゲルス全集』もありました。その島田さんが、「どうやらあまり長くないようなことになってきました。それで本の処分についておたずねしたいのですが、私の持っているものでご入用のものがあれば差し上げたいとおもいますので、お知らせください」と連絡してきました。様子を見に島に行ってみると、膵がんの末期でした。本を預かってほしいと言われて、「わかりました」と手を握ると、後遺症のために固くて冷たい手でしたが、何か温かいものを感じました。

島田さんのお通夜が済んだ後、鳥取から駆けつけて、棺のなかの島田さんを見ると、入れ歯がカパッと外れていました。入れ歯を直して整えたのですが、不思議なことに、生前は後遺症で硬直して冷たかった手が、死後に柔らかくなっていました。友人代表の挨拶によると、本人の意思どおり、納骨堂に骨を納め、分骨は故郷の三重のほうの海に向かって流す、ということでした。評論家、詩人でもあった島田さんをして、家族の拒絶を乗り越えるようなことは決してできなかったし、敢えてしなかった。

『隔離』刊行後

そんなふうにして『隔離』をまとめた後、しばらく経ったときに、見知らぬ人から手紙が届きました。菊池恵楓園に一〇年ほどいて、六〇歳になる方でした。園を出てから、トラックの運転手をして、妻と二人の子どもと生活しているというので、完全に社会復帰された方です。「『隔離』を読んだら、「幼なくて癩病む謂れ問ひつめて」という短歌を高校の授業で聞いたとありましたが、それは東北の松丘《まつおか》保養園に住んでいた滝田十和男の『天河』という歌集の中にあります」と言って、その歌集が同封されていました。

出発点だったあの高校の授業では、作者も知らないままに聞いていていたわけですが、出版された歌集に載っている短歌でした。「幼なくて……」の前には、「吾が病みにとほく死にたる伯父を責め狂ひし如き母が幾夜《いくよさ》」(滝田十和男『天河』全国国立療養所ハンゼン氏病患者協議会出版部、一九五六年、一二頁)という歌もありました。暗いトーンの歌がつづいています。ハンセン病の発症は、ライ菌に対する先天性の低い免疫力、低栄養、頻回な家族内接触が原因と言われていました。かわいいお前をこんな病気にしたのはあの伯父だと身内を責めずにはおれないわけです。

私が学生の頃は、長島愛生園には一〇〇〇人を超える人たちがいました。日本全体では、入所者は一万人を超えていました。そのほとんどが菌陰性でした。ところが、数年前に熊本・菊池恵楓園自治会の機関誌『菊池野』を見ていたら、現在の入所者数が全体で約一五〇〇まで減っていました。先日、慶應の講義でも話しましたが、これだけ少なくなっているのなら、患者さんたちはもう消滅すると思いました。島田等さんが「二〇二五年に私たちは消滅します。解決ではなくて消滅です」と言っていたのを思い出します。

二〇二五年は実際に近づいてきますし、現実に入所者が消滅するという事態もありうると思って、「交流の家《むすび》」を建てた仲間と一緒に、入所者の皆さんにアンケートをとろうということになりました(最初の講義で話しました)。いま、どんな気持ちで過ごしているのか、今後どうしたらいいのか、それぞれが考える場となったらいいと考えました。らい予防法が廃止になり、国家賠償金が支払われ、介護、看護、医療、年金もある程度のところまで行っているので、「許してあげる」、「感謝します」というトーンの回答もそこそこあるだろうと踏んでいました。ところが、「隔離や収容を許せない」という声が私の予想よりも厳然と多くありました。

これからできることは何かな、と私も考えました。めったなことはもうできない。いまからそれぞれの故郷の家に帰ってもらうように行政に働きかけるのも無力です。何人かは社会復帰して大阪や都市部で生活している方もいるし、さっきの手紙の人のようにトラックの運転手をしている方もいる。医師もいれば、看護師もいます。しかし、そのことをカミングアウトはできません。日本国のなかに差別意識がなくなっていないことを直感的に察知して、忌避してしまうのです。

では、できることは何だろう。鳥取の人たちは鳥取に帰って、みんなが受け入れることがいいとは思いましたが、思い出すのは、「ハンセン病強制隔離への反省と誓いの碑」(二〇〇八年)を鳥取で建てたことです。無癩県運動で強制収容をしまくったことへの反省の意味で、碑を建てることになったのです。県はもちろん、患者さんや家族の側に立つほうが勢いが強い。無癩県運動のときには、光田健輔の演説にみんなが「そうだ、そうだ」と言っていましたが、そっくりそのまま逆の方向にひっくり返ってしまった感じです。この変わり身の早さには驚かされます。石碑にどんな文字を刻むか。皮肉といえば皮肉なことですが、県庁の人たちや長島愛生園の園長や、無癩県運動の会合のときと同じような人たちが集まりました。私は「いつの日にか帰らん」にしてはどうかと提案しました。「いつまで経っても帰れない」、「いつの日にか帰ろう」という意味だと思いますが、「いつの日にかは帰れる」とも読めると思いました。目立たないところにしてくれと行政官は言うかと思ったら、知事が県民会館の入り口がいいというので、そこにどんと置いてあります。私は、自宅から診療所に自転車で行くときにその碑を見て通ります。

強制収容された鳥取出身のハンセン病の人たちの名前を、その碑に刻んでもらいたいと要望したところ、「徳永さん、それはできません」と患者さんのほうから断られました。多くの人がそれを望んでいない、消えた存在として想ってほしい、ということでした。沖縄の「平和の礎《いしじ》」では、沖縄戦の戦没者一人一人の名前が刻まれています。いまもそこで一礼し、哀悼の意を捧げることができます。ところが、ハンセン病の人たちは、自分たちの名前を刻むことを自らの意思で拒まざるをえない状況のなかにいまもある。戦没者は国家のために働きましたが、ハンセン病者は国家のため何の役にも立たなかった、ということなのでしょうか。

鳥取市役所のお昼のチャイムで「故郷《ふるさと》」（一九一四年）という歌が流れます。高野辰之作詞、鳥取出身の岡野貞一作曲です。この二人は、「朧月夜《おぼろづきよ》」（一九一四年）など、ほかにもいい歌をつくっています。私はこの歌を鳥取市役所で流すことに違和感をもちます。長島愛生園では、失明した人が白い杖で歩くときのために盲導響が設置されていて、流されている音楽がたいてい「故郷」です。「山はまだありますか」、「川はまだありますか」という彼らの素朴な問いと、「忘れがたきふるさと」を思う「故郷」の歌詞は驚くほど似ています。強制収容で島に送る側だった鳥取市の役人たちがここで流してもよい歌なのか、長島愛生園で流れている曲であることを忘れるな、という思いに駆られます。故郷を分断するパトリオティズムに対抗的なものとして、私は自分自身の郷土愛をもちたいと考えています。

滝田十和男をめぐる縁

高校の国語の授業で紹介された短歌の作者・滝田十和男さんは、青森の松丘保養園にいました。この施設もこの四〇年間くらいで入所者は六分の一の七〇名程度に減っています。アンケート調査がきっかけで、松丘保養園の機関誌『甲田の裾』という冊子を送ってもらうようになりました。長島愛生園の『愛生』、菊池恵楓園の『菊池野』は以前から読んでいました。

その『甲田の裾』二〇一七年二・三号のなかに、

見覚えのある名前を発見しました。滝田十和男です。『天河』の人です。もう亡くなっているはずだと思っていましたが、その人の随想「天虎組の仲間たち」が掲載されていて、一九六一年三月号の「再掲」とありました。

　滝田十和男さんは元気なとき、一九四二年から四三年にかけて、ハンセン病を押し隠して、ある製鉄所で働いていました。若い者がみな汗水垂らして働いていて、月に一度月給をもらうと天丼を食べに行きます。順番でおごる役が決まっていました。その「天虎屋」という大衆食堂には登代ちゃんという娘さんがいて、仲間の一人、松田が好意をもってしまった。あるときその松田に召集令状が来て戦争に行くことになり、その「天虎」で壮行会を開きます。「松田の仄《ほの》かな恋の終わりを、美しいものに思い出させる為にも彼の傍近くに登代ちゃんを座らせて置きたかった」(同書、二二頁)。登代ちゃんはお前に譲って行くから、うまくやってくれよ、と滝田さんは言われます。みんなで握手して松田を送りますが、「一ヶ月もしないうちに、私は急激な病変にせきたてられて、彼を送った同じ駅頭から、こっそり療養所へ向かう汽車に乗り込んだ」(同書、二三頁)とあります。滝田さんは、戦場にではなく、ハンセン病のために療養所に帰っていくことになったのです。残っていた勘定を払いに「天虎」に寄ると、登代ちゃんが慌てて弁当をこしらえて駅まで来てくれます。仲間の誰にも病気の秘密を明かさずじまいで、まるで逃げるように、仲間たちが働いている時間帯の汽車を選びます。「天虎」の登代ちゃんだけが見送ってくれた。そういうエッセイです。

　私のハンセン病との関わりは、この滝田十和男という人の短歌を、高校時代に耳の遠い高校の教師から聞いたことがスタートでした。「ハンセン病は解決することなく消滅する」という島田等さんの言葉を受けて、自分が何をすべきかを考えさせられました。とりあえず、入所者の人たちからアンケートをとり、入所者自治会の機関誌に目を通すことくらいしか実際にはできませんが、高校時代から五〇年以上を経て、短歌の作者・滝田十和男さんの人生を垣間見ることができました。滝田さんの人物像が具体的になってくると、その短歌に対する感慨も、また新た、です。

神谷美恵子について

さて、神谷美恵子については、私は批判する気にはなれません。最初からハンセン病の人のために何かしてあげたいという善意をもっていて、患者さんたちが強制隔離・収容された島で自分にできることをしようと思った。神谷自身が強制収容しようとしたわけではありません。もし私がそういう状況で光田健輔のいる長島愛生園で働くとなると、そのやり方を肯定して入ることにならざるをえないと思います。光田が死んだ後の長島愛生園には、尾崎元昭先生が赴任されて、難治のハンセン病や重い後遺症の問題、患者さん一人一人のカルテ記録に取り組んでおられますね。そんな時代に入っておられたらまた違ったのではないか、と考えます。

鈴木禎一さんは、患者運動が起こったときに、神谷が自粛を促すような姿勢をとった点を許していないのですが、その時代の医療者としては、ともかくも目の前の困っている人に何ができるかという視点だったと思います。ハンセン病で後遺症の多くある人の精神疾患を診るのには、苦労しているようです。療養所の当直も、いろいろな訴えを聞かなければならず、大変だったろうと想像しています。

当時の医療は、命令－従属という構造のなかにありました。神谷にも「施す」というトーンがあったには違いありませんが、いまの私でも患者さんや家族とトラブルが起こると、「誰が面倒をみてやった」という感情がないとは言えません。神谷は患者さんから相当な突き上げを受けただろうと思いますから、彼女の言動に敢えて批判的な目を向ける必要もないのではないか、というのが率直な気持ちです。もっと率直に言えば、よくぞハンセン病の人たちを支えてくださった、よくぞ多くの方たちの信頼を確保された、です。家族や故郷の仕打ちとは違うトーンがあった。

それは、神谷さんに限らず、ハンセン病に関わってきた多くの医療者に対して、「よくぞやってくださった」という感慨を、同じ医療者としてはもっています。患者さんが攻撃的になるのは常のことです。「あの薬でこうなった」、「あんたのせいだ」、といった突き上げは日常的にありますから、よほどの覚悟がない限りつづけられません。同じ医療者の立場で弁護するのは卑怯と思われるかもしれませんが、やはり御苦労様でした、と言いたい。犀川《さいかわ》一夫先生や原田禹雄《のぶお》先生の著作を読んでも、その大変さがわかります。強制隔離政策に反対した小笠原登さんにも、その弟子の西占貢《にしうらみつぐ》先生にも敬意をもっています。西占先生の京都大学医学部附属皮膚病特別研究施設の授業は、「日本でハンセン病を病んだ人はいろいろな悲しみを抱いておられる。君たちにはそういう人の気持ちを理解できる医者になってほしい」というのが結びの言葉でした。医学の授業の最後に社会的な訴えを投げかけた点に、学生として感動を覚えました。

光田健輔についても、患者さんの側に光田健輔派が結構いたことは事実です。収容されたお蔭で惨めさから救われたというグループです。光田は公立癩療養所全生病院の患者さんたちと一緒に船に乗って、開拓者の使命感をもって長島に上陸します。外からあれこれと指図するのではなく、当事者として長島に乗り込んできている。だから、患者さんの側にも苦しみを共にしたという感情があったのでしょう。最初の開拓患者さんたちの光田に対する信頼は厚かったようです。もちろん、自分の言うことを聞く人たちを連れてきた可能性もあります。権威的ではあったし、強制隔離政策の張本人です。鳥取の無癩県運動の演説でもハンセン病の感染の恐ろしさを煽《あお》って脅しています。そういう要素をもちながら、臨床家としては、身を尽くしていった。ドンパチの臨床の場から逃げなかった。逃げたほうが喜ばれたかもしれないのですが、逃げなかった。

ハンセン病の学び

ハンセン病の悲惨さは、これまで話してきたように深く、かつ多岐に亘ります。その悲惨さの多くは、実は病気そのものに由来するものではなく、病気に対する向き合い方という人為的なものだったということは、後世に伝えなければならない重要な点であると思います。しかし、次の感染症が起こったときに、何か共通の問題意識をもてるような場やモニュメントがあるのかと言えば、原爆のメモリアルである原爆ドームのようなものはありません。ハンセン病は、身体的苦痛、精神的苦痛、社会的苦痛、スピリチュアルな苦痛のすべてをまるごと受けた病気です。だからこそ、原爆ドームに匹敵するような、「最後の砦」をつくり、新しい感染症に対して、同じような苦痛や悲しみを与えてはいけないことを学ぶ場にしなければならないと思います。モニュメントは、各園の納骨堂。国立納骨堂としてつくりあげることができるか、と今この時点では思います。

私たちに問われているのは、ハンセン病の経験を踏まえて、地域で病を許容しうる学びを行なったのか、ということです。結局、すべてはなかったことにして、何も学びがなかった可能性もあります。「共生」という言葉だけは育ちましたが、現実に「共生」の実力を私たちがもっているのかといえば、心許なく感じます。

（二〇一八年四月六日）

Ⅱ　ホスピスについて

往信Ⅱ　高草木光一より徳永進へ

CTの謎

二〇一七年三月、私は初めて鳥取の「野の花診療所」を訪れました。玄関にある「野の花診療所」の看板の文字は、決して巧みな筆遣いではなく、むしろ稚拙な趣のあるものでしたが、それが鶴見俊輔の筆であることはすぐにわかりました。なかに入る前から既に、この診療所にはさまざまな文化的仕掛けのあることが予感できました。

その日、徳永先生の案内で、診療所のなかを見学させてもらいました。一九の病室のほかに、大きなサロンといくつもの小さな自由スペースのあるのが特徴的でした。患者たちが、一人で黙想をし、懺悔をしたいとき、二人で対面して互いの腹を割って話し合いたいとき、数人で共同して何かを企み、議論したいときに、いつでもそうしたスペースを利用できるように設計されているのでしょう。しかも、一つ一つの空間に個性があり、手作り感があります。まるで住民たちが長い時間をかけて自分たちの終の住処を共同でつくりあげたような雰囲気です。ホスピスの対極にあるシェアハウスのような温もりを感じました。

しかし私が最も驚いたのは、そうした、いかにも「野の花診療所」的なところではなく、巨大なＣＴが設置されていることでした。徳永先生が「誤診を防ぐためです」と簡単に説明するのを聞いて、私は思わず「えっ」と声を上げそうになりました。「誤診」という概念があまりにもそぐわないように思えたからです。

「野の花診療所」のホームページを見ると、「一般医療全般（内科）とホスピスケアが中心」と謳われています。そして、診療所の二つの大きな柱は次のように説明されています。

①ホスピス診療所

野の花診療所はがんにかぎらず、死と向き合う人のために開かれた診療所です。できる限りの、生の希望の可能性を追うことと、人生を振り返り懐かしむことの、両方を成り立たせたいと思っています。／良い日々を過ごしたい、と思っている人たちに、使用していただければ有難いと思います。

②在宅ホスピス

野の花診療所では、最期の日々を家で過ごすと決められた患者さん、家族を支えることを使命と考えています。家で過ごすためには、いくつかの問題を解きほぐさないといけませんが、大抵はやっていけることごとです。いっしょに工夫し、家での良い日々を作っていきませんか。私たちは〈在宅ホスピス運動〉と呼んでいます。「家でよかったな～」という声が一つでも多く、この町で聞かれることを願っています。

これを読めば、「一般医療全般（内科）」と書いてあるからといって、風邪を引いた、腹が痛い、とホームドクターのように利用しようと思う人はまずいないでしょう。末期がんをはじめとして死期の近い人たちのホスピスケアのために「野の花診療所」があることは明白だと思われます。

ホスピスは、基本的には、「治療 cure」ではなく「ケア care」を行なう医療施設ないしはプログラムであると私は認識しています。ホスピスが必ずしも建物をもっている必要はなく、在宅サービスを行なう機関やプログラムも含むという認識は、近年一般化しているところですが、いずれにせよ、近代医療によって「治療」が不可能とされた人たちが、死に至る数週間程度の「ケア」を託すのがホスピスであることに変わりはありません。そして、そのホスピスが医療施設である所以は、主として末期患者の疼痛コントロールのために薬剤を使用することにあると思われます。その技術は、医師のみに許されています。

そのようなホスピスに、「誤診」という概念はそもそも馴染まないのではないでしょうか。他の病院、医療機関で「見放された」患者がホスピスの門を叩くとすれば、そこでまた診察のやり直しをする必要はありません。いずれ数週間も経てば亡くなってゆく人たちなのですから、「治療」をするにしても、疼痛をはじめとする主訴について対症的な処置を施すことで足りるはずです。CTが必要なほど大がかりな診察は、誰からも期待されていないでしょう。診察そのものを基本的に行なわないのであれば、「誤診」もまたありえないわけです。むしろ、巨額の費用をかけてCTを導入すれば、そのコストを回収するために、不必要な撮影を余儀なくされるという本末転倒の事態になることのほうが危惧されます。

徳永先生には、医師としての武器をすべて捨て去って、素手で、死にゆく患者と向き合う人というイメージをもっていましたから、なおのことCTは意外でした。

一九八一年に日本で最初に独立棟として設立されたホスピスは、浜松市・聖隷《せいれい》三方原《みかたはら》病院内ですが、理事長の長谷川保は、「日本式ホスピス」の特徴について、「最後まで生き抜く場所」と捉えています。「治療からケアに」ではなく、「治療もケアも」行なう独自のホスピスを目指しました。日本では、治療を行なわずにケアのみということになると、姥捨山のイメージで捉えられてしまいますし、安楽死のための施設という誤解も生じかねないからです。長谷川は、「昨日までは、絶望だった癌患者が、今日は治るということが突然に起きるほどの日進月歩の癌医学です。癌患者の激しい疼痛をとってあげることで、患者の肉体も心も平安になります。その時治療の時間とチャンスが得られます」（長谷川保『老いと死をみとる――聖隷ホスピスのあゆみ』柏樹社、一九八二年、三〇―三一頁）と説明しています。また『病院で死ぬということ』（主婦の友社、一九九〇年）で一躍注目を集めた、ホスピス医の山崎章郎《ふみお》も、「ホスピスケアへの僕の願い、十三箇条」の三として、「ホスピスで行われる医療は、患者の苦痛を取り除くことに最大の力が注がれる。特に疼痛のコントロールは大きな柱になる。しかし、通常の抗ガン剤治療も延命治療も患者が望むのであれば、当然提供される」（山崎章郎・米沢慧『ホスピス宣言――ホスピスで生きるということ』春秋社、二〇〇〇年、五四頁）として、「治療」を排除しないことを明言しています。

野の花診療所のホームページにある、「できる限りの、生の希望の可能性を追うことと、人生を振り返り懐かしむことの、両方を成り立たせたい」という二つの目標は、長谷川の言うような「治療とケア」を指しているのでしょうか。

ホスピス導入期のアンビヴァレント

二〇一七年に劇団民藝が上演した『野の花ものがたり』は、徳永先生と野の花診療所をモデルにしたものですが、そのパンフレットに私が一文を寄せることになりました。私が、ホスピスを日本に紹介した先駆者の一人、岡村昭彦の評伝『岡村昭彦と死の思想――「いのち」を語り継ぐ場としてのホスピス』（岩波書店、二〇一六年）を上梓していたためでしょう。私は、その『民藝の仲間』三九九号に載せた一文のタイトルを「聖なる牛を撃つ」にしました。近代ホスピスの祖と言われているシシリー・ソンダースが言ったとされる言葉です。

岡村昭彦監訳のシシリー・ソンダースほか『ホスピスケア ハンドブック――この運動の反省と未来』（家の光協会、一九八四年）は、日本にホスピスを紹介した先駆的な著作の一つです。この原著は、一九八一年に出ていて、原題は〈Hospice: the living idea〉ですから、邦訳は少しひねったものになっています。とりわけ、「この運動の反省と未来」という副題は、岡村が充分にこの著作の内容を吟味したうえで考え出したものだと思います。この著作のなかに、ソンダースの言葉として「聖なる牛を撃つ」が紹介されていることに、岡村は格別の意味を見いだしたのだと考えています。これまで育て上げてきた理念や実績を後生大事に守るのではなく、それを破壊することからしか未来は生まれない、という強い信念の言葉です。岡村は、ホスピスを日本に紹介、導入するに当たって、既にヨーロッパの先端的意識では「反省期」に入っていることを強調したかったのです。

原著は一九八〇年六月にセント・クリストファー・ホスピスで行なわれた第一回ホスピス国際会議の報告集として刊行されたものですが、一九八〇年は、セント・クリストファー・ホスピスが一九六七年に開設されてから一三年目に当たります。同ホスピス開設に着想を与えてくれたユダヤ人患者に敬意を表して、ユダヤ教徒の男子が一三歳で行なう成人式「バル・ミツバ Bar Mitzvah」に因んだものということでした。この一三年間に、ホスピスは成長し、かつ曲がり角に差しかかっているというのが、とくにポール・トレンスの論考「成果、失敗、そして未来――ホスピスを分析する」の基本的な問題視角になっています。この論考は、成果についても失敗についても、かなり抽象度の高い表現をしていて、漫然と読んでいても明確なイメージはなかなか湧いてこないのですが、岡村自身は、日本にホスピスを導入、紹介するに当たって、トレンスの問題意識をさらに練り上げたうえで、現存のホスピスを決して理想的なものとして提示しようとはしなかった。日本のなかで、ほとんど「ホスピス」という言葉すら認識されていなかった時点において、「反省期」のホスピスをいきなり語っているのですから、岡村の意図を正確に理解できた人は当時ほとんどいなかったのではないかと思われます。

岡村が「反省期」の大きな課題としていたのが、近代ホスピスのバックボーンとでも言うべき疼痛コントロールでした。岡村は、この『ホスピスケア ハンドブック』について、「〝痛みの除去などホスピスの介護は一つの技術にすぎないのに、関係者はおごり高ぶって一つの聖域を作った〟とあります。ホスピスを動かす人間たちに〝自戒〟が求められる時代なのかも知れません」（日本経済新聞社編『ドキュメント　聖隷ホスピス――ガン病室の意義ある生』日本経済新聞社、一九八三年、七八頁）と『日本経済新聞』のインタビューに答えています。

また、岡村自身は、自分の死に際しては、疼痛コントロールをしてほしくないことを、死の前年の一九八四年にNHKのインタビュー番組で言明しています。「僕は痛みでのたうち回って死んでやろうと思っている。そういうところに自分の生きているアイデンティティがあるだろうと思っている」（「訪問インタビュー・岡村昭彦　第四回・病院が病院となるために」NHK教育）。もちろん、自分自身の生き方の問題と社会全体の制度設計の問題が乖離するのはしばしばあることですが、「ホスピス＝疼痛コントロール」という既存の図式に岡村が強く反撥していたことは確かだと思われます。

なぜ岡村はそれほどまでに疼痛コントロールを忌避するのか。疼痛コントロールにおける薬剤の処方権がホスピスにおいてもなお医師の特権的地位を保証することに反撥を感じていたのではないか、と推察しています。この点については、山崎章郎は次のように言っています。「痛みを取るために必要な薬剤の処方権は医師が握っているのであるから、痛みからの解放を願う患者さんも、なんとか痛みを取ってあげたいと看護している看護師たちも、その点では、すでに医師とは平等になれないのである。しかし、もし、がんの痛みを取ることが、血圧を測るくらい日常的な医療になれば、がんの痛みを適切に取る薬剤にかぎって言えば、医師の処方権もあまり意味をなさなくなるだろう。つまり、ホスピスケアの大前提である、痛み治療が当たり前になれば、ホスピスケアの真髄である平等に結果的に近づくことになるのではないかと考えるのである」（山崎章郎・米沢慧『新ホスピス宣言――スピリチュアルケアをめぐって』雲母書房、二〇〇六年、二一―三頁）。岡村には、「治療」から「ケア」へという大きな医療の転換のなかで、医師よりも看護婦（師）が大きな役割を担うようになってくるという将来展望がありました。ですから、看護学校の講師をしたり、看護婦を中心とした自主ゼミを開講したりして、二一世紀を担うべき看護婦たちを叱咤激励していたわけです。

徳永先生は、著書のなかでときおり岡村に触れていますが（徳永進『野の花診療所まえ』講談社、二〇〇二年、一二四頁／同『どちらであっても──臨床は反対言葉の群生地』岩波書店、二〇一六年、五頁）、岡村についてまとまったことを書いてはいません。劇団民藝のパンフに寄せた一文で私が言いたかったのは、「岡村が亡くなってからすでに三〇年以上が経ったが、岡村の多岐にわたる遺産はさまざまな人々によって受け継がれている。ホスピスについて言えば、岡村の壮大な構想を引き継いだ一人は、間違いなく徳永進だろう」（高草木光一「聖なる牛を撃つ」『民藝の仲間』三九九号、二〇一七年、二二頁）ということですから、これから岡村と徳永先生との関係について思うところを述べていくことにしましょう。

書かれざる部分で、岡村と徳永先生を結びつけているのが、実は疼痛コントロールではないかと私は考えています。上の山崎章郎からの引用を見ると、「がんの痛みを取ることが、血圧を測るくらい日常的な医療になれば」と、疼痛コントロールがホスピスにおける当たり前の「治療」であることが前提にされています。「苦痛を取ることは、患者さんが一人の人間に立ち返ることなんですよ。人間に立ち返るということは、苦悩の多い時間に直面するということですよ」（山崎・米沢『ホスピス宣言』一四三頁）と山崎自身が語っているように、日常的な疼痛コントロールによって身体的苦痛から解放されて人間的意識を回復した患者が、死を前にしてスピリチュアルペインに立ち向かう──そのような構図が想定されています。ところが、徳永先生の著作のなかでは、まず「疼痛コントロール」についてほとんど言及されていません。「セデーション（鎮静）」という言葉は慶應の講義でもしばしば使われていましたが、これは、「疼痛コントロール」とは異なる局面でのことでしょう。

「セデーション」は、終末期医療における重大な分岐点として語られていて、それを行なうかどうかで関係者一同を集めたオープン・ダイアローグが行なわれるとされています。とても、「血圧を測るくらい日常的な医療」というイメージのものではありませんし、「セデーション」の段階で、患者が「自分の人生とは何だったのか、死とは何を意味するのか」といった自己への問いを投げかける余裕はないはずです。スピリチュアルペインが始まるどころか、まどろみが待っているだけでしょう。「セデーション」はぎりぎりの最後の手段で、「間接的安楽死」（苦痛緩和のために薬剤を投与することによって、結果的に死期が早められること）と紙一重のものとして捉えられます。

逆に言えば、徳永先生は、「日常的な」疼痛コントロールにあまり大きな意味を認めていないのではないか。「ホスピス＝疼痛コントロール」という図式を前提とせずに、野の花診療所が成り立っているとすれば、それは岡村と徳永先生を結びつける一つの太い糸ということになります。ホスピスには疼痛コントロールよりもはるかに重要な役割があるという点が、共通認識になっているように思われます。

ホスピスと貧困・差別

一般的には、ソンダースが一九六七年に開設した「セント・クリストファー・ホスピス」が近代ホスピスの源流と言われています。疼痛コントロールを確立したことがその理由だと思われます。しかし、それ以前にソンダースも勤務して疼痛コントロールを学んだ、アイルランド系の「セント・ジョセフ・ホスピス」の重要性を岡村は強く主張しました。『看護教育』一九八二年六月号と七月号に掲載された季羽倭文子《きばしずこ》との対談「ホスピスを考える」は、岡村のホスピス観をストレートに表していて、おもしろい読み物になっています。この対談の後、翌一九八三年三月から、岡村は同誌に「ホスピスへの遠い道」を連載し、これが遺作となりました。

のちに『ホスピスへの遠い道』として『岡村昭彦集６』（筑摩書房、一九八七年）に収録された論考は、「ホスピスとは何か」を求めて、文字どおり世界を股にかけて取材したルポルタージュです。そのなかでも核心部分となっているのが、ホスピスの源流は、ソンダースのセント・クリストファー・ホスピスよりも一〇〇年以上を遡って、アイルランドのメアリ・エイケンヘッドの「ホーム」に求めるべきである、という主張です。岡村はカトリック的環境で育ち、プロテスタントを揶揄することも多かったので、プロテスタントのソンダースとカトリックのエイケンヘッドを対比したように読める箇所もあります。しかし、本質的には、貧困で差別されるアイルランドのなかから、誰をも差別しない、もちろん宗派的な偏見をもたない開かれたホスピスがつくられたことに注目しているのです。

　岡村は、ベトナム戦争報道写真で『ライフ *Life*』誌を中心に活躍していた一九六〇年代後半に、もう一つの祖国として、世界史の矛盾が凝縮されているアイルランドに居を構え、そこから世界に向けての活動を展開しています。木村利人《りひと》の導きで出会ったバイオエシックスにつづいて、ホスピスに関心を抱いた岡村が、そのホスピスの源流をアイルランドに発見したときの興奮が、季羽との対談から伝わってきます。

　季羽は、イギリスに留学して訪問看護師の資格を取り、日本看護協会常任理事を務めていました。セント・ジョセフ・ホスピスに勤務するラマートンの著作『死の看護』を翻訳してメヂカルフレンド社より一九七七年に刊行しています。

　対談は、まったくのすれ違いに終始しました。というよりも、岡村の放談に近い内容になっています。その主張は、セント・ジョセフ・ホスピスのあるハックニー(Hackney)がどういう場所なのか、という問題意識に凝縮されています。

「ハー(ママ)クニーという所は、日本でいえば在日朝鮮人にとっての山谷とか、釜ヶ崎というような意味を持っている地域なんです。」(岡村昭彦・季羽倭文子「ホスピスを考える――ホスピス活動の流れをどう受けとめるか(その1)」『看護教育』二三巻六号、一九八二年、三五三頁)

「例えば釜山出身の朝鮮人が植民地下の朝鮮で〝ホーム〟をつくり、それがホスピス運動に発展し、日本人も差別しないで入れるというようなものを、もしつくってきたとしたら、日本人はどう思うかということです。」(同書、三六三頁)「日本の部落差別とか、それから日本の資本主義の中で落ちこぼれ、ドロドロになった人たち、そういう人たちの死をケアする目的でホスピスが生まれませんか？」(同書、三六五頁)

季羽が看護婦の立場から一貫して、「ホスピス・ケアは、一人の人(とその家族)の持っている、もっとプライベートな、ひっそりした苦しみを一緒に分かち合いながらサポートしようとしている、そういうものだと思います」(同書、三七一頁)という姿勢をとっているのに対して、岡村は、ホスピスの社会的、歴史的意味を問いつづけます。岡村の言うホスピスにおける「平等」も、「死を前にした平等」というような抽象的なものではなく、被害者の側からの運動に根差したものでなければならないことになります。アイルランドにおけるホスピスの源流は、独立解放運動の一環として捉えなければならないし、アメリカにおけるホスピス運動のなかで、地球環境の破壊に対する抵抗を基底に置くものに注目していま す(同書、三七一頁)。岡村にとって、ホスピスが単なる医療施設として考えられていなかったことは明白でしょう。

この点は、山崎章郎のホスピス理解につながるものがあります。山崎は、「ホスピス」を在宅支援プログラムを含めた広い概念で捉えていて、ボランティアの参加等によってコミュニティ大に広がったホスピスを考えているようです。ですから、「病院」はその「ホスピス」のほんの一部の機能を担っているに過ぎない。「ホスピスは医療モデルというより社会モデル」(山崎・米沢『ホスピス宣言』二三七頁)ということになります。

しかし、岡村の展望も山崎の理想も、具体的にどうするのかというレベルになると難しい。私自身は、ホスピスとコミュニティの結合という点では、一九七〇年代におけるＷＨＯのプライマリ・ヘルスケア(Primary Health Care)概念、とりわけ一九七八年に「プライマリ・ヘルスケアに関する国際会議」で採択された「アルマ－アタ宣言」と関連づけて考えています(最首悟「『いのち』から医学・医療を考える」、高草木光一編『思想としての「医学概論」』岩波書店、二〇一三年、二七二頁)。本来は途上国における基本医療へのアクセスを確保することを目標とするものでしたが、その発想は、二一世紀において先進国の高齢者問題として捉え返されるべきものと考えます。

日本では、「二〇二五年問題」が盛んに取り上げられるようになりました。戦後のベビーブームで生まれた世代が七五歳、いわゆる「後期高齢者」になる年が二〇二五年です。もはや、高齢者の医療・介護を既存の施設では到底担いきれないと言われています。「自助と自決の精神に則った」地域住民の主体的参加という「アルマ－アタ宣言」の発想は今後否が応でも必要なものになってくると思われます。同宣言の第七条7では、プライマリ・ヘルスケアは、「地域や委託レベルにおいては、地域社会の保健ニーズに応えるために社会的にも技術的にも適切に訓練を受けた保健従事者、すなわち医師、看護師、助産婦、補助者、必要によっては伝統的な施術者の力に頼ることになる」(木村利人編『バイオエシックス・ハンドブック——生命倫理を超えて』法研、二〇〇三年、四四〇頁)と謳われています。ホスピスの地域社会化という理念を先取りするような発想を、プライマリ・ヘルスケア概念のなかに既に見いだすことができます。

徳永先生は、決して岡村のように大仰な社会変革構想など語らない方ではありますが、鳥取の小さな診療所の実践のなかから、絶えず文化的な発信をされています。死にゆく人とともにあるだけではなく、そうした実践の過程で同時に大きなものを展望している、という点において、私はずっと岡村との親和性を感じていました。たとえば、徳永先生は『死の文化を豊かに』(ちくま文庫、二〇一〇年)の「あとがき」で、このタイトルについて次のように語っています。

「閉ざされた死の中に生きている日本の社会、多くの日本人に対して、具体的に何をすることが、死を閉じ込めた暗箱に小さな光、小さな風を届けることになるのか、これから実践的に考えていきたいと思っている。」(同書、二二九頁)

死と向き合う日々のなかで、死をお仕着せの枠から解放することを模索しながら、同時に、生を規制するがんじがらめの社会的枠組を改変することを展望していると思われます。

ホスピスとコミュニティ

さて、ホスピスとコミュニティについて、岡村が季羽との対談のなかで、「ハックニー」という地域性を問題にしていたことは先に紹介しました。では、日本にホスピスをつくるとしたらという問いに対して、岡村は、部落解放運動と結びつけて大阪や兵庫でやればどうかという問題提起をしています(『看護教育』二三巻六号、三六六頁)。岡村は、若き日に千葉県の未解放部落に住み込んで、そこから自分の思想性を練り上げていったという経歴をもっていますし、一九八〇年代であれば、部落解放運動のなかからホスピスを立ち上げるという発想にはある程度リアリティがあったのかもしれません。

徳永先生が野の花診療所を鳥取に開設したのは、そこが故郷であったからという、ある意味では単純な理由ですが、鳥取からホスピスを発信するのは、それ自体充分に意味のある試みかもしれません。二〇一五年の国勢調査によれば、鳥取県の人口は約五七万四〇〇〇人で、四七都道府県中最下位です。敗戦の年にあたる一九四五年が約五六万三〇〇〇人ですから、ほとんど変わりがありません。県庁所在地の人口統計を見ると、二〇一五年の国勢調査で、鳥取市は一九万三〇〇〇人で四六位、僅差で最下位の甲府市を上回りました。近年、スターバックスコーヒー(スタバ)が唯一出店していない県としても話題になりました。実際に、JR鳥取駅から鳥取県庁へのメイン・ストリートを歩いても、実に驚くほど何もありません。県庁のすぐそばにある県立図書館で昼前から調べ物をしていたときに、いったいここの人たちはどこで何を食べるのだろうと不思議に思ったほど、食堂・レストランやコンビニの類がないのです。

鳥取が「貧困」や「差別」の地であるとはもちろん言えませんが、日本のなかで「周辺」に置かれた地域であることは確かでしょう。「スタバ」はなくとも「すなば」(鳥取砂丘)はある、という自虐的ギャグが話題になったことがありますが、徳永先生は、「鳥取には「スタバ」はないけど「ステバ」はある」（徳永進インタビュー、『民藝の仲間』三九九号、一一頁）と語っています。徳永先生にとってのホスピスは、「周辺」から巻き返す一つの運動のようにも思えます。

徳永先生の慶應での講義で、「方法としての故郷」が紹介されました。自分と同じ鳥取の出身者であるならば、自分とどこかでつながっているはずだ、自分にとって特別な人だと思えるようになる。そうして、「この人のことは放っておけん」というところまで意識を高めて、医師－患者関係を構築していくという話でした。

しかし、徳永先生の「方法としての故郷」には別の含意もあるように思えてきました。徳永先生のどの著作でも、故郷の人々が生き生きと描かれていますが、ときに徳永医師の担当になった患者が、それ以前に別の関係で結ばれていたというエピソードが紹介されています。これは、鳥取のような比較的小さな都市でないとなかなか起こりえないことなのではないかと思えます。たとえば、講義でも紹介されていたように、徳永少年が急性糸球体腎炎で入院したときの主治医が、今度は立場を逆にして、徳永医師のところに患者として入院してくる。もっと面白いのは、小学生時代に駄賃をくれた散髪屋のおばさんや（徳永進『病室――教室への伝言』太郎次郎社、一九八九年、二四－二五頁）、中学生時代に通っていた焼きそば屋のおばさん（徳永進『野の花あったか話』岩波書店、二〇一五年、五六－五七頁／同『野の花診療所の一日』共同通信社、二〇〇三年、三七－三九頁）、高校生相手に値引き交渉に応じてくれたヌードスタジオの呼び込みのおばさんが、患者として徳永医師の前に再び現れてくるといった件《くだり》です。その呼び込みのおばさんは、徳永先生のことを「先生」と言わず、「あんたあ」と呼んだそうです（徳永進『三月を見る――死の中の生、生の中の死』論楽社ブックレット、一九九二年、四五頁）。

患者は患者以前に一人の人間、一人の生活者であり、徳永医師は、医師である前に、そうした市井の人々にお世話になった「ただの人」であることが伝わってきます。そんな人たちの前では、「インフォームド・コンセント」などという外来語は虚しく響いてしまうかもしれません。医師－患者関係の前に、濃密な人間関係が既に前提されていて、患者が「かけがえのない人」であることは自明です。地域共同体のなかで、あるときには患者であり、あるときには医師や看護師である、そのような役割をたまたま負っているに過ぎません。相互扶助の関係にある人たちのなかでは、「患者の権利」や「医師の責任」などを敢えてもち出す必要もないでしょう。そして、自分の患者が、お世話になったヌードスタジオの呼び込みのおばさんであることは、たまたま気づいた事実に過ぎません。「故郷の人」は、たとえ自分に覚えがなくとも、どこかで自分が世話になった人でありえます。徳永先生の言う「方法としての故郷」は、医師－患者関係の相対化のために導入された仕掛けと見なすこともできます。

ホスピスとコミュニティの関係という視点から見てみましょう。施設としての野の花診療所だけでも、充分にコミュニティ機能をもっていると思いますが、さらに、在宅ホスピスまで考えれば、医師、看護師ら医療スタッフと、患者、家族、地域住民とがチームを組んで地域のなかに関係性の根をつくっていく行為は、一つの「祭り」のように思えました。地域共同体には、年中行事のように死が訪れる。そのたびに、その関係者が結束して神輿《みこし》を担いで街中を練り歩く。死者の前で献杯をして解散すると、人々は日々の役割のなかに戻っていく。そして、また別の死が訪れる。こうして、地域共同体は、ホスピスという「神社」を媒介にして、自在に伸縮しながらその絆を強めていく。ホスピスは、土地に根差した濃密で自由な人間関係をつくりあげていく試みであると捉えることができます。

「ホスピス＝疼痛コントロール」という図式を岡村が解体する意図をもっていた点は、先に触れました。では、岡村にとって何がホスピスの本質なのかと問われれば、それは「連帯」であると即座に答えが返ってくるように思います。弱い者、劣った者を「かわいそうだ」と同情することこそ差別の源泉であることを、岡村は看破していました。「同情」を拒否したときにこそ「連帯」が始まる。この思想が、岡村の生涯を貫くバックボーンです。徳永先生と野の花診療所の試みもまた、「連帯」への意思がその基底にあると私は捉えています。

「演技としての看護」と「第二感情労働」

徳永先生は、学生時代の一九六八年に「蚊取り線香との闘いの歌」という三幕の戯曲を『一輪車』七号に寄稿しています。場所は、「いにしえの奈良の都、西ノ京にほど近い大倭《おおやまと》の地」とありますから、明らかに「交流《むすび》の家」が題材になっています。「蚊取り線香」は「世論」の象徴でしょうか、その煙に呑まれることなく、権力者である「太っちょの蚊」の横暴にもめげずに、「蚊一」と「蚊二」が一輪車と鶴嘴《つるはし》で家を建てるというストーリーです。最後に、ナレーターとして「ジーパンと作業着の男」が出てきて、「彼等が、これからも長く、あの「蚊取り線香」と闘うために太っちょの蚊と戦う為に必要な事は、決して自分があの煙を構成する一人にならぬこと。そして「〜の為に」生きるのでなく、その時、その時の闘争生活の中に自由を見出し生きる事です」と語りかけます。ナレーター役が戯曲の意味を解説してしまうというのはどんなものだろう、とも思いますが、ハンセン病患者「の為に」ではなく、自分たちの自己解放のためにこそ、「交流《むすび》の家」建設の意味があるということを主張したかったのでしょう。

京都大学の演劇部では役者にはなれなかったようですが、演劇青年的要素はいまだに徳永先生のなかに残っているようで、講演の最後にハーモニカで童謡を吹き、しかもその演奏が下手であるという話です（鷲田清一・徳永進『ケアの宛先——臨床医、臨床哲学を学びに行く』雲母書房、二〇一四年、一二頁）。鶴見俊輔は、「いろいろなところで徳永は講演会などに出ていますが、ハーモニカを吹いたり、歌を歌ったり、小咄《こばなし》をしたりと、いろいろなことをやって自分を道化にするのです」（鶴見・小田『オリジンから考える』一七一頁）と、この点をたいへん評価しています。どんなにおだてられても、絶対に権威的にならないという気構えだということでしょう。

ところで、ホスピスと演劇は一見何の関係もないように見えますが、岡村昭彦は、ホスピスのなかに「演技としての看護」を導入しようとしていました。入院すると、患者は一様に寝巻を着せられ、個性を剝奪されて、庇護されるべき弱者として扱われるのが一般的です。看護婦もまた、ステレオタイプの看護婦像を前提にして、役割として「感情労働」を担っています。近年では、この「感情労働」のストレスが問題にされることも増えてきました。そうしたサービス業に従事する人たちが、職業的な微笑や所作に偽りの自己を感じて、ときに自己嫌悪に陥り、精神のバランスを崩してしまうという指摘です。

岡村が看破したように、病院は巨大な虚構空間です。そこでは、看護婦は、「感情労働」を強いられる「被害者」でもありますが、同時に患者を画一的な患者像のなかに押し込める「加害者」の役割も担っている。岡村は、その「加害性」は、患者のなかの「健康な部分」を見ようとせずに、患者のもっている自己治癒力や自己コントロール力を奪っていることにあると考えます。

岡村は、『久保栄演技論講義』（三一書房、一九七六年）をテキストにし、また、知り合いの演出家、俳優、舞台美術家等を講師に招いて、看護婦に「演劇論」を教え込むわけですが、おそらく、受講者も講師に招かれた人たちも、何が問題なのかわからずに、岡村の気合に乗せられていただけなのではないか、と思われます。

岡村は、たとえば石垣島出身の患者の最期のケアには、石垣島方言がわかる看護婦が必要だと、とんでもないことを言っています。岡村の話を真に受けた真面目な看護婦が、ひょっとして石垣島方言を習得しなければよい看護婦にはなれないと一瞬でも思い込んでしまったのではないか、と心配になります。要するに、患者の最期の生《なま》の言葉を聞き取り、その思いを感じ取り、患者と正面から向き合うための「演技」＝技術が要請されているのだろうと思われます。病院という虚構空間のなかで、「感情労働」の演技者たることを暗黙裡に要請されている看護婦が、それを逆手にとって、自覚的な演技者として患者と向き合うということが要諦でしょう。

この点は、徳永先生が講義で説明していた「感情労働論」と重なる部分ではないかと思われます。一般に「感情労働」と呼ばれているものを、徳永先生は「第一感情労働」と名づけ、それとは峻別される「第二感情労働」の重要性を説いています。「第一感情労働」が、とりあえず優しいふりをすること、人工の優しさを振る舞うことであるのに対して、「第二感情労働」は、「ラポール rapport」という信頼関係まで辿り着けるかどうかが勝負で、職業人としてのチャレンジです」（本書、二九頁）ということでした。

徳永先生ご自身は、河合隼雄の「人工の優しさ」と「野生の優しさ」とのアナロジーを意識されているようです。岡村のホスピス論からの直接的な影響はないようですが、構造としては、岡村の言う「演技としての看護」も、徳永先生の「第二感情労働」も、死を前にした患者の希望や意思を正確に聞き取り、感じ取る技術こそが、プロフェッショナルに要請されることを主張しているように思われます。

ホスピスとスピリチュアルペイン

山崎章郎は、ホスピスケアの基本は疼痛コントロールであり、身体的痛みから解放された患者が死を前にして向き合うことになるスピリチュアルペインに対するケアがホスピス医の本来的な仕事となる、と語っています。最終的に患者を襲うスピリチュアルペインとどう向き合うかがホスピス医の真骨頂であるという点については、一応納得します。ただ、その先がよくわかりません。少し引用してみます。

「この世から消え去ろうとしている人たちが、なぜこの世に生まれて死んでいくのかということの意味づけができて、はじめてこの世を去っていくことができるのであれば、そこの部分のケアができなければホスピスケアにはならないのではないかということですね。」（山崎・米沢『ホスピス宣言』一九二頁）

「患者さん自身が、自分を取り囲む愛に気がつき、また自分も同じくらい周囲の人たちを愛しているんだと実感できたとき、再び存在する意味を見いだせるのだと思えてしかたがないのです。」（同書、

一六七頁)

「患者さんがスピリチュアルペインを感じているときに試されるものは、ご家族の愛情なんですね。」(同書、一九五頁)

「なぜこの世に生まれて死んでいくのか」という問いに対して、真っ正面から答えられる人間がこの世にいるのだろうか、というのが私の素朴な疑問です。人類が始まって以来、多くの賢人や愚人が苦悶してきた問題の答えを、ホスピス医が患者に提供できるなどと本気で考えているのでしょうか。

二つだけ例を出してみます。ハンナ・アレントは『革命について』(一九六三年)の最後に、ソポクレス『コロヌスのオイディプス』のなかの長い詩を四行引用し、ここからポリスにおける「生の輝き」を逆照射してその著の結論としています(ハンナ・アレント『革命について』志水速雄訳、ちくま学芸文庫、一九九五年、四四三頁)。

生まれて来ないのが何よりもましだ。
が、この世に出て来てしまった以上は
もとのところに、なるべく早く
帰ったほうが、それに次いで、ずっとましだ。
(ソポクレース『コローノスのオイディプース』引地正俊訳、松平千秋・久保正彰・岡道男編『ギリシア悲劇全集』第三巻、岩波書店、一九九〇年、一八七―一八八頁)

この箇所を字義どおり取れば、生きていることに価値はない、生きるに値する「いのち」はない、と解釈することができます。誰もが生きるに値しないのであれば、逆に、生きるに値しない「いのち」としての平等性がそこに担保されているとも言えます。生きるに値する「いのち」と生きるに値しない「いのち」との境界をめぐって、優生思想と平等主義がせめぎ合ってきたのが現代史の一断面であることを前提にすれば、一刀両断にすべてを生きるに値しない「いのち」とすることで、もはや優生思想がはびこる余地はなくなってしまいます。つまり、「なぜこの世に生まれて死んでいくのか」という問いに対して何らポジティブな「意味づけ」ができなかったとしても、そこに意味がないとは言えません。

「死ぬか、気が違ふか、夫《それ》でなければ宗教に入る

か。僕の前途には此三つのものしかない」(『定本漱石全集』第八巻、岩波書店、二〇一七年、四一二頁)

これは、夏目漱石『行人』(一九一三年)のなかで、登場人物・長野一郎の言葉として語られている一節です。『行人』のなかの最も有名な箇所で、よく引用されています。知識人の苦悩を極限にまで推し進めていけば、行き着くところ、自殺、発狂、入信の三つしかないという問題提起は、普遍的な意味をもっているだろうと思います。私自身は、高校生のときにこの言葉に出会って以来四〇年以上、漱石の生に対するネガティブな態度を真摯に受けとめたいと思いつづけています。第四の道への小さな光明を探しつづけて、しかし、この三つの門の前でおろおろと逡巡を繰り返してきたのが、私自身のこれまでの人生だったようにも思います。「死にゆく人」だからといって、「なぜこの世に生まれて死んでいくのか」という問いに対して安易な答えを与えてはいけない。与えてしまえば、それこそ人間の尊厳に対する冒瀆だと考えます。

また、「家族の愛情」が患者のスピリチュアルペインを癒すという発想にも、違和感をもちます。それは、ホスピス医としての経験則に基づいているのでしょうし、一面の真実を含んでいるのかもしれませんが、いまの時代にあって、家族や身寄りのない老人のことは、つねに念頭に置かれるべきと考えます。

スピリチュアルペインについては、徳永先生も講義のなかで説明していました。ただし、身体的苦痛、精神的苦痛、社会的苦痛とともにスピリチュアルペインが並置されて、その四つを合わせたものが「トータルペイン」であるとされています。「ハンセン病は、「身体的苦痛」はありますし、「精神的苦痛」も強い。「社会的苦痛」は、一時はエイズが代表のように言われましたが、強制収容され隔離されるハンセン病がやはりその代表でしょう。加えて「スピリチュアルペイン」がありますす。「天刑病」や「業病」と言われて、先祖に問題があるとも言われました。「祟《たた》りじゃ」とも言われ、人間であることを否定される病気でした。この四つの苦痛を総合した「トータルペイン」をハンセン病の人たちは背負ったわけです。「トータルペイン」という概念を考えたときに、まず原点となるのはハンセン病の人たちだと私は考えます。」（本書、四七頁）

スピリチュアルペインであれトータルペインであれ、死にゆく人々の苦しみの原点が、ハンセン病者という具体的な姿で捉えられています。徳永先生は、患者の終末期の苦しみを癒すのは家族の愛情だとは、口が裂けても言わないはずです。ハンセン病の人たちは、家族を奪われ、故郷を奪われた人たちでした。

そして、ハンセン病者を取材して『隔離』という著作を書き、長い間ハンセン病問題に関わってきた徳永先生が、ではハンセン病者のために何ができたかといえば、何もできなかった。いま展望さえももっていない。まったくの無力です。私はそこにこそ意味を見いだしたいと思っています。

魂の治療

岡村の旧蔵書約一万八〇〇〇冊は、静岡県立大学附属図書館に「岡村昭彦文庫」として収蔵されていますが、演劇関係のものはそれほど多くありません。調べたところ、アントナン・アルトーの著作は一冊もありませんでしたが、その代表作『演劇とその分身』（一九三八年）には、「魂の治療」という言葉が出てきます。

「娯楽劇の長い習慣が深刻な演劇という観念を忘れさせてしまったが、我々の表象のすべてを揺り動かし、イメージの持つ灼熱の磁力を吹き込み、ついには一度受けたら忘れられない魂の治療のように働きかける演劇こそ必要なのである。」（アントナン・アルトー『演劇とその分身』安堂信也訳、白水社、二〇一五年、一三八頁）

近代医療では、病気に対して手術や薬剤による物理的・化学的処置を行ない、ホスピスでは、麻薬を使って疼痛をコントロールします。しかし、アルトーの言う「魂の治療」は、医療の場では誰がどのように行なうのでしょうか。ホスピスとスピリチュアルペインの問題を念頭に置いて考えたいと思います。

私がアルトーの「魂の治療」という言葉を思い出したのは、「水俣学」の原田正純医師に、その晩年、マンツーマンの講義を六時間以上していただいたときでした。その講義で、治らない病気を前にしたときこそ、医師にはやるべきことがたくさんある（原田正純「水俣と三池」、高草木光一編『一九六〇年代　未来へつづく思想』岩波書店、二〇一一年、一〇四頁）、と言われて驚いたのを鮮明に覚えています。たしかに、水俣病は「治らない病気」ですから、原田先生が患者の病気を治したことはないはずです。しかし、治せなかった患者が、原田先生に感謝と尊敬の念を抱いているのはなぜなのでしょうか。

原田先生の葬儀のときに、カネミ油症の女性が読んだ弔辞が私には忘れられません。カネミ油症事件は、一九六八年に福岡県や長崎県を中心にカネミ倉庫の食用油を摂取した人に障害が発生した事件です。とりわけ妊娠中に摂取した女性から「黒い赤ちゃん」が生まれたとして大きな話題になりました。これも、水俣病と同じく、治療法のない病です。ですから、弔辞を読まれた方も、原田先生によって病状が改善されたというわけではないはずです。体の調子が悪い、頭が痛いといった症状を訴えても、他の医師は取り合ってくれなかったのに、原田先生だけが自分の主訴を真摯に受けとめてくれた、そのことによって救われたと感謝しているのです。

原田先生は、医師として無力であったにもかかわらず、その人の「魂の治療」をすることができた。それはなぜなのか。その女性にとって、自分の主訴を理解してくれる人であれば宗教家であってもよかったのか、といえばそうではないでしょう。原田先生は、やはり医師でなければならなかった。医師という立場で確認し、理解することで、その人は救われたのだと思います。身体の機能に精通している医師が主訴を認めたことで、その人は痛みや思いを含めて、自分自身の存在をまるごと受けとめられたように感じたのではないでしょうか。

ホスピス医も同じことだと思います。死という誰も経験したことのない事象を前にして、ホスピス医は死への過程を医学的に知る専門家として、患者の意思や希望を聞き取り、感じ取ることができる。実際には、無力で、患者の傍らにいることしかできなかったとしても、その「傍らにいる」という行為のなかに、ホスピス医の職業人としての真髄が現れる、と思います。

むしろ、無力であることを自覚した医師に対して、患者は初めて心からの信頼を寄せるのではないでしょうか。そして、そうした医師―患者関係のなかに、私は岡村の言う「連帯」の一つの形を見いだします。無力であること、そこにホスピスの原点があるように思います。

ＣＴの謎・再び

最後に、「ＣＴの謎」に戻ることにしましょう。私には、なぜ野の花診療所にＣＴが設置されているのか、そのほんとうの理由はわかりません。しかし、いま私にはあの巨大なＣＴが、実は野の花診療所の象徴のように思えます。

ホスピスケアの現場では、看護婦が大活躍して医師である徳永先生が患者や家族から置き去りにされてしまうというエピソードが講義でも語られていました。徳永先生の著作を読んでいると、自覚的に無力を晒け出して患者の傍らに立っているだけのようにも見えます。しかし、無力ではあるけれども、同時に、患者の死にゆく身体を医学的に緻密に把握することを怠らず、患者の希望に応じて、あるいは必要に応じて、いかなる医学的な対応も可能なように周到に準備をしているとすれば、その医学的良心の象徴がＣＴであるように思えます。

徳永先生は、二つの顔をもっているように思えてなりません。表に出してくるのは、傍らでハーモニカを吹くだけの無力なピエロで、そのピエロの化粧の下には、あらゆる事態に医学的に対応できる熟達の医師がいる。ホスピス医は誰しも、多かれ少なかれこうした二つの顔をもっているのかもしれませんが、徳永先生の場合にはその落差が極端であるために、周囲の人たちは煙に巻かれてしまうのではないかと思っています。鶴見俊輔が徳永先生を評価したのは、その韜晦《とうかい》の芸であったのかもしれません。

（二〇一八年五月七日）

返信Ⅱ　徳永進より高草木光一へ

ホスピスという言葉

「ホスピス」という言葉を、初めて聞いたのはいつごろだったのか。一九七四年に医学部を卒業して、その年に医師になりましたが、その当時、臨床で「ホスピス」という言葉は使われていなかったはずです。研修医の時代は、採血をするのも点滴を刺すのも初めてで、医師としての技術を学んでいるときですから、仮に「ホスピス」という言葉を聞いていたとしても、自分のなかに留めていなかっただろうと思います。

私がその言葉をはっきりと聞いた記憶があるのは、一九七八年、卒業の四年後に鳥取に帰った年です。一九七一年に、エリザベス・キューブラー゠ロス『死ぬ瞬間』の翻訳が出ました。がんと宣告された人たちが、即泣いて、布団にうずくまるのではなく、否認、怒り、取引、抑鬱、受容という心の五段階を辿りながら受け入れていくということが書いてあって、医者たちは皆こぞって読みました。そんななかで、ホスピスというがんの患者さんを診る特別な考え方というか、施設、システムがあるらしいことも知りました。しかし、当時の日本では、外科病棟でも、内科病棟でも、それぞれの病棟でその疾患の患者さんがそのまま亡くなっていくのが現実でした。

その頃は、「ソセゴン」という注射が痛みに効くと言われていました。それに、「アタラックス‐p」を加えて、「ソセゴン＋アタp」（略してソセアタ）をとりあえず打っておけ、という風潮がまだ残っていました。当時の疼痛コントロールと言えるのは、それだけです。そのうちに患者さんが衰弱していくと、点滴をバンバン打つ。点滴の量も輸血の量も多かった。血小板が足らないというと、血小板輸血をします。「治す」ためにというよりも、何かをしないと格好がつかないのでそういう措置をとるわけです。薬の指示、心臓マッサージ、挿管といったテクニカルなものが、善意、誠意と思われていたのでしょう。

だから、なかなかホスピスという言葉が自分のなかに入ってこなかったのです。

ナロードニキと共同体

死を迎える患者さんに、私は当初から興味がありました。時代の背景もあり、「ナロードニキ」という言葉が好きでした。貧困や階級的抑圧に苦しんでいる人、アフリカやアジアの人たちを、このまま放っておいていいのか、という思いがありました。「ヴ・ナロード」＝「人民のなかへ」が、イメージとして刷り込まれていました。いつ刷り込まれたかははっきりしませんが、医者になろうと決めたのは、人民のなかの困っている人たちを助けたいという気持ちからでした。母は、「人のために生きんさいよ」と言っていたので、どこかで重なるところがあったかもしれません。父はいい加減な人で、「好きにしたらええが」と言っていました。死んでいくのは、悲しみのなかでも格別で、国を越えて共通のものでしょう。そういう人の役に立てたらいいなという思いが、死の臨床に関わることになったきっかけです。

当初は「谷の医者」が目標でした。鳥取にはいくつも谷がありますが、大学の四、五年生のときには「私都村《きさいちむら》」と名づけたところに行っていました。実際の地名は、鳥取県八頭《やず》郡八頭町姫路です。中国山地のいちばん奥の村の一つです。もともと四〇戸あったそうですが、その頃は二〇戸くらいになっていました。そのうちの一軒の農家が家を売るというので、そこにみんなで住んで、「共同体を目指せ」と意気込みました。集会所だけは、村の人から木をもらって切って、みんなで建築しました。谷の医者になってそこに戻ってくればいいと思っていました。

結局、谷の医者になれなかったのは、内科医として勤務していた鳥取赤十字病院で、他の医師が次々に開業していって、「医者の数が足らんから、あんた出ていく場合じゃない」と釘を刺されたことが一つです。それに加えて、私都村もやがて二〇戸が一〇戸になりました。そうなると、「谷」の人たちは町で用事を済ませるようになるし、病気になれば私が働いている町の病院に来ることになります。もう、「谷の医者」は必要ではなくなりました。谷の医者を諦めて、勤務医として二三年間働きました。

その後、独立の意思を固めて、この野の花診療所を計画しました。ホスピスには、建物としての基準があり、廊下の広さや、家族室、瞑想室の有無など詳細に規定されています。その規定を満たしてはじめて「緩和ケア病棟」という資格が得られます。また、ベッド数二〇以上を病院、一九以下を有床診療所と言います。当初は、「病院」で、かつ「緩和ケア病棟」の資格をとることを企図していました。ちょうどタイミングが悪く、徳洲会からベッド申請が出ていたので、県庁の担当者から「徳永さん、悪いけど鳥取の病院のベッド数はもういっぱいだ」と言われました。有床診療所のベッド数は病院のベッド数とは別扱いになっていたので、一九床の有床診療所なら可能でした。

そんなわけで、ちょっと開き直って「緩和ケア病棟」というホスピスの認可は敢えてとらないことにしました。他人が決めた基準に振り回されずに、自分の思い描くホスピスとして内容を充実させればいい、と負け惜しみで思ったからです。「ホスピス」に「パラ」を付けて、「パラホスピス」と名乗ることにしました。甲状腺は「サイロイド」、その横にちょこんと付いている副甲状腺が「パラサイロイド parathyroid」です。パラにはパラの役割があるわけです。

最初につくったパンフレットでは、ずいぶんかわいげなことを書いています。

「野の花診療所　みんなの診療所です。かぜも生活習慣病も心の病も、がんも診ます。どんな病気にもホスピスマインドでのぞんでゆきたいと思います。19室の病室あり。24時間いつでも診察可。在宅ケア、往診、なんでもいたします。この初心、いつまで続くかなあ。ずぅーっと続けたいなあー。」

ここには、実は「谷の医者」になれなかった思いが込められています。

「CTの謎」を解く

この診療所はホスピスの基準に合うようにつくってありますので、図書室も厨房も風呂も家族室もあります。瞑想室も。そのなかにCT室があることに高草木さんは違和感を抱いたということですが、逆に私はそこで、どうしてかな、と感じました。最初のパンフレットに「かぜも生活習慣病も心の病も、がんも診ます」と書いているとおり、ホスピスとはいっても、がん末期の人の手を握って、話し合って終わるという展開を予想はしていませんでした。実際に、肺炎の人が来たときには、痰を染めて顕微鏡で原因菌も見ます。吐血した人が、何で吐血したかがわかるように、胃カメラも用意しています。一般病院に勤務していたときに、ひどい貧血の患者さんを紹介されて、胃カメラを見たら、もう胃がんの末期でした。カメラ一つあれば、貧血の原因は簡単にわかってしまう。あるいは、腹が張ると訴えているのに調べてもらえなかったという患者さんは、エコーで調べると腹水でした。その細胞診で膵がん細胞が見つかりました。診断を的確かつ迅速に行なうのは、どんな医療の現場であれ、つねに求められることです。医療機器はある程度必要です。

なぜCTかと言われると、こんなことがありました。診療所にやってきたがん末期の患者さんが、がんの末期という以上にひどく弱って見える。CTを撮ってみると、がんが脳に転移、肺にも転移して胸水もある。胸水は上手にとってあげて、癒着術をすればしばらくはしのげます。がんの末期で死が近いとはいっても、まだいろいろと必要な医療がありうるということです。

仮に、「健康」→「良性疾患」→「がん」→「早期手術」→「がん末期」という段階的な括りを想定したとしても、その「がん末期」のなかにも健康な部分があり、別の良性疾患、たとえば心筋梗塞を合併している場合もあります。天台宗の教理に「十界互具《じっかいごぐ》」という言葉があるそうです。地獄界、餓鬼界、畜生界、修羅界、人間界、天上界、声聞《しょうもん》界、縁覚《えんがく》界、菩薩界、仏界という十界のそれぞれが、他の九界を備えている。平たく言えば、「一は一〇を含む」ということでしょう。一〇は一を含むのではなくて、一つ一つのことのなかに一〇のことがある。どこの一をとっても、たとえば「がん末期」のなかにも一〇のことが入っている。だから、この人は死の間際のがん末期なので何の治療も必要ではないという決定はできないのです。これが、なぜこの診療所にCTがあるかの説明です。

CTには何度も助けられました。CTの画像で説明すると、家族の納得が得やすいことも何度も経験しています。たしかにCTは高額なので、いったん購入すると不必要な人まで撮らないと赤字になるということはありえます。機器を寝かせておくわけにはいきません。ただ、この診療所では、とくに肺炎絡みで、CTに世話になることが多いと言えます。

CTに限らないことですが、繰り返しになりますが、がんの末期だからといって、何も医療行為は行なわない、心のケアや家族のケアがあれば充分だということにはならない。そうとは決められない。そこが臨床のおもしろいところです。

身体所見と主訴

研修医時代に教えられた〈Listen to the patient. He is telling you the diagnosis.〉という言葉があります。「患者の言うことを聞きなさい。患者はあなたに診断名を語っている」。患者さんに対して問診をして病歴を尋ねることもありますが、もう一つ、その身体自身が語っていることを聞き取るということです。これを「身体所見」と言います。

患者さんは突然やってきます。ここに「身体のとらえ方」の表があります(図2)。身体が自ら表現していることをここでは①から⑱まで書いています。⑦の嗄声《させい》があると、反回神経麻痺を疑います。⑥の鼻の先が冷たいと、血圧が下がって、末端に血流が行かなくなることを意味します。鼻尖温度であと何日生きられるかを判断することもあります。⑤は看護婦がよく言うことで、「あの患者さんは目力がありませんね」と言うと、余命がそう長くない。目力を測る測定器はありませんから、経験の蓄積での判断です。⑪の呼吸音は、片方が聞こえないことはよくあります。主に胸水ですが、気胸の場合には処置が必要になります。息の仕方で、「クスマウル Kuss-maul 呼吸」や「チェーンストークス Cheyne-Stokes 呼吸」を判断します。呼吸が大きいだけのクスマウル呼吸は、身体が酸性になっていることを表してい

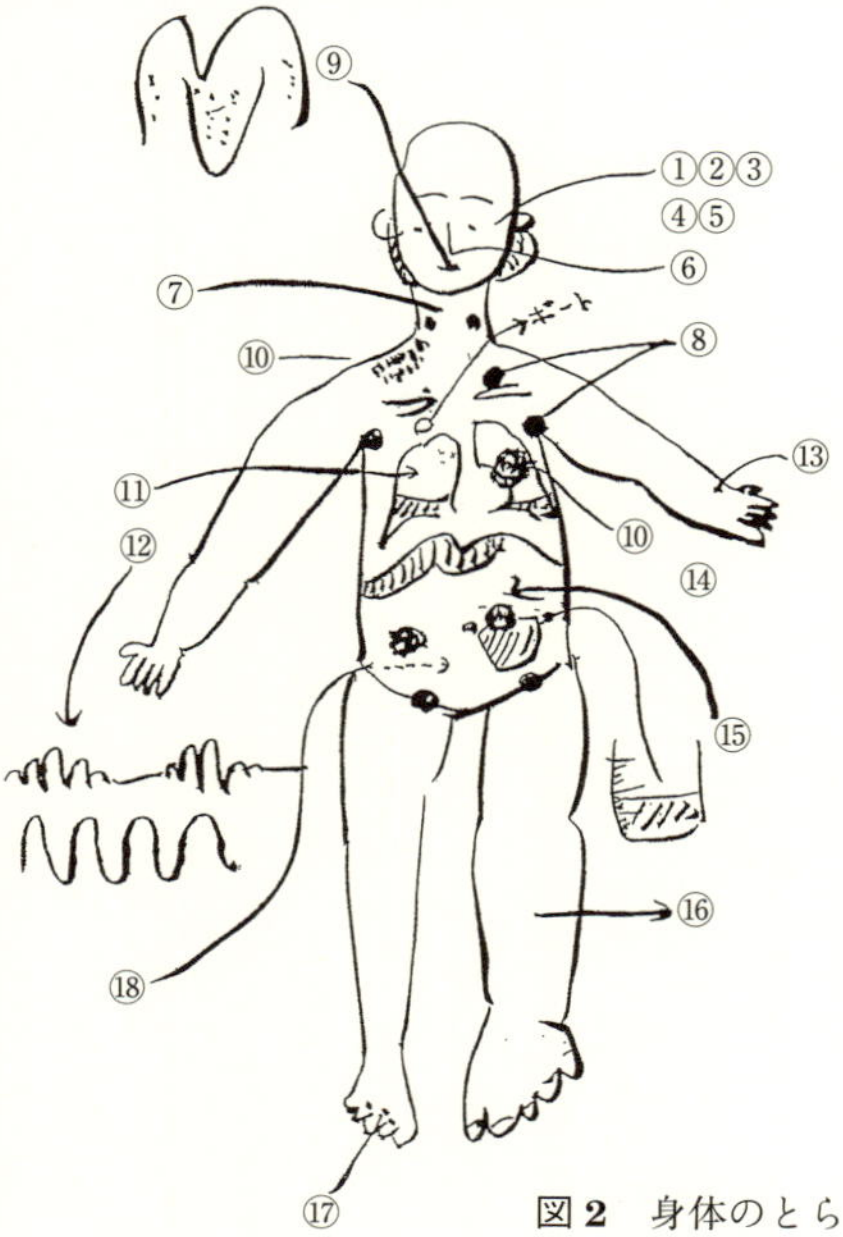

①表情　②顔色（白・黄・普）
③上大静脈症候群　④顔のむくみ
⑤目力　⑥鼻尖温度（冷・普）
⑦嗄声（反回神経麻痺）
⑧リンパ節
（首・鎖骨上窩・腋窩・鼠径部）
⑨口腔（汚い・カンジダ・舌苔）
⑩胸部（乳がん自壊・皮膚転移・浸潤）
⑪呼吸音　⑫呼吸様式
⑬脈　⑭バイタルサイン
⑮腹部所見　⑯下肢浮腫
⑰足・爪白癬症　⑱褥瘡

図**2**　身体のとらえ方

ます。糖尿病性の酸性、腎不全による酸性、身体が崩壊して起こる危機状態の酸性等がありえます。この①から⑱を感知するだけでも、その人の置かれている状況がわかります。CTは、こうした身体所見を一歩進めて、詳細を正確に教えてくれるものですから、私にはフレンドリーなものです。

こうして準備万端整えて診察室でスタンバイしていたにもかかわらず、患者さんはなぜかやってきません。いくら建物やハード面を充実させたところで、患者さんが一人も来なかったら意味がありません。「助けてくれ」、「苦しい」、「痛い」、「寂しい」と言う人が来て初めて診療所は動くのだとわかりました。そうした訴えを「主訴」と呼びます。勤務医のときには、主訴と付き合わされるのを迷惑のように思っていました。当直のときには、「まあ様子を見たらいい」、「明日の朝診ればいい」と先延ばしにすることばかり考えていました。自分でパラホスピスを始めて、その迷惑な主訴が恩義を感じる主訴に変わりました。「主訴からすべてが始まる」ことを思い知ったわけです（なのにまた最近は、そのことを忘れかけ

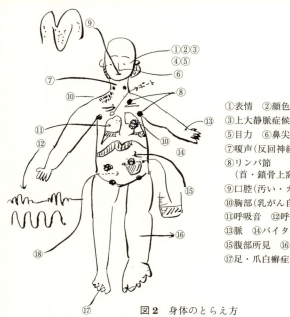

ていますね)。

あるとき、救急車が患者さんを連れてきました。随分苦しそうですし、身なりも汚れていました。歯は一本あるだけで、上下が違うパジャマ、ひげはぼうぼう、アルコール臭がプーンと鼻をつきます。端的に言って、はた迷惑なみすぼらしい患者さんでした。しかし、私は「ヴ・ナロード」だったはずですし、何よりもまず、主訴が来たわけですから、これは感謝しないといけない。かなり疲弊されていたので、いったいどんな具合なのか、まずCTを撮ることにしました。CTが動くかどうかの確認もしていなかったので、この人で実験しようと思った次第です。紹介してくれた開業医によれば、肺がんの末期とのことでしたが、CTを撮りますと、肺がんにとどまらず、肝転移が夥《おびただ》しかった。そう長くは無理だと思われました。体が汚れていたので、次にお風呂に入れました。お風呂は、医療の場というよりもケアの場です。その時は診療所開設直後だったので、初心で張り切っている看護婦、介護士、ボランティアが待ち控えていて、我も我もと総出で一生懸命洗うと、垢がどんどん落ちていく。このきれいで、アメニティに優れた有床診療所の最初の入院患者になりました。お風呂から上がりがけに、その患者さん、湯舟のなかでウンチをした。股間から浮いてきたものをすくい上げると、また股間に別のウンチが浮いてきた。まとめて一度にしろよと思ったものです。部屋に入ると、まだ臭い。頭は洗ったし、会陰部はきれいにしたし、臭うはずがない体にして部屋に入っています。背中を見るとポコンと桃色のところがあって、そこにメスを入れると膿が出てきた。臭いのもとはこれでした。床ずれでした。その人は夜になると、禁断症状のように、廊下に這い出てきて「オーイ、オーイ」と大声で叫ぶ。迷惑患者ですが、それも夜間譫妄《せんもう》の主訴だと思い直しました。主訴には恩がありました。

生活臨床としてのケア

ホスピスを始めて、ホスピスでは、介護や看護、ケアが大きな役割を果たすことを改めて感じます。生死の問題は、片方でみんなが抱えている大問題で、悩んだり、忘れようとしたり、わざと笑ってみたり、といろいろな葛藤があります。しかし、死までの限られた時間のなかで、食事や排泄や睡眠等の日常生活をどうやって快適に過ごすか、これが、もう一方の切実で大切な問題でした。

食べることは生活することの基本ですが、口腔内に問題があると食べることができません。食べ物の形によって嚥下《えんげ》できない場合もあります。何も食べられなくなったとき、その人の好き嫌いも考えて、スープの素材を厨房と相談することになります。スープももう難しくなったときに、かき氷、しかもシロップもミルクも何もかけない「素氷」をおいしいと言う人が多くいます。こうしたこともまた、ケアの一つです。

お風呂も大切なので、気持ちよく入ってもらおうとユズ湯にして一人悦に入っていると、「余計なことをするな」と言われたりもします。一人一人に好みを聞いてみて、ハッサクやナツミカンやラベンダー、ショウブなどを入れることにしています。ホスピスケアは、悦に入りやすい。医療者の陥りがちな落とし穴。「してあげている」モードになると、たいてい痛い目に遭います。

患者さんのなかには枕が高い、低いと訴える人もいます。たかが枕とはいえ、それで睡眠が改善されることは大ありで、枕についてみんなで考えたこともあります。夏になると鳥取の山陰海岸にハマゴウの花が咲き、秋になると黒い実ができます。そのハマゴウの実だけでもいいし、あるいはソバ殻と一緒にしてもいいのですが、枕のなかに入れると、樟脳のような独特の匂いがします。日本海、山陰海岸を知っている人には波の音も聞こえたりして、思い出につながるかもしれない、と提供すると、「匂いが強過ぎる」と即座に拒否されたこともあります。布団は温かいのがいいとは限りません。いろいろな理由で熱い体になっている方の場合、薄い布団を手づくりで提供することが課題となりました。

そういう様子を見ていて思い浮かべたのが、「生活臨床」という言葉です。臨床というと学問的な響きがあるし、器具や薬を想像するかもしれませんが、暮らしをどう工夫して手助けするかを、「生活臨床」

と名づけてみました。それを担うのがケア、だとつくづく思います。

患者さんが入院すると、家族に会って話を聞き、「家族図」をつくることにしています。キーパーソンでない人たちが意外な役割を果たしていることもあれば、他人には言えない関係もあります。たまにしか見舞いに来ない家族は、患者さんに関心も愛情もない冷たい人と判断してしまいがちですが、実際に話を聞いてみると、いろいろな特殊事情があって、無下《むげ》にそう決めつけるわけにはいかないことがわかります。がんの末期で苦しんでいる人が、実は、借金をしまくったうえにそれを踏み倒しているという事情がわかると、「顔も見たくない、骨になったら呼んでください」という家族の気持ちも酌むことができます。根掘り葉掘り調査するつもりはありませんが、「家族図」をつくることで、雰囲気を感じさせてもらっています。それをつくること自体が一つのケアであるとも言えます。

ケアとキュア

ホスピスの中心は「生活臨床」だと思ういっぽうで、そのもう一つの側面がキュアであるとも考えています。がんの末期であっても、たとえばエコーを見て胸水を針で抜くと「楽になった」と言われるし、癒着物質を入れると水のたまるスピードが遅れて、「調子がいい」と言われます。がんと非がんの両方の病気をもっている人は結構います。がんの他に肺気腫で呼吸不全のある人が、その非がんのほうが中心で末期になった場合、挿管して人工呼吸器を三日間つけると、高値だった炭酸ガスが飛んで脱出できることがあります。がん末期に挿管するなという一般論は通用しません。昔は、がん末期に輸血することをタブー視する意見もケースによってありましたが、緩和ケア的輸血で楽になる場合があります。緩和ケア的手術もあり、バイパス手術で助かることもあります。

現在は、「死んでもいいから化学療法を」と言う人が増えています。私自身はそこまで無理をして化学療法を使うことには反対ですが、化学療法が染み

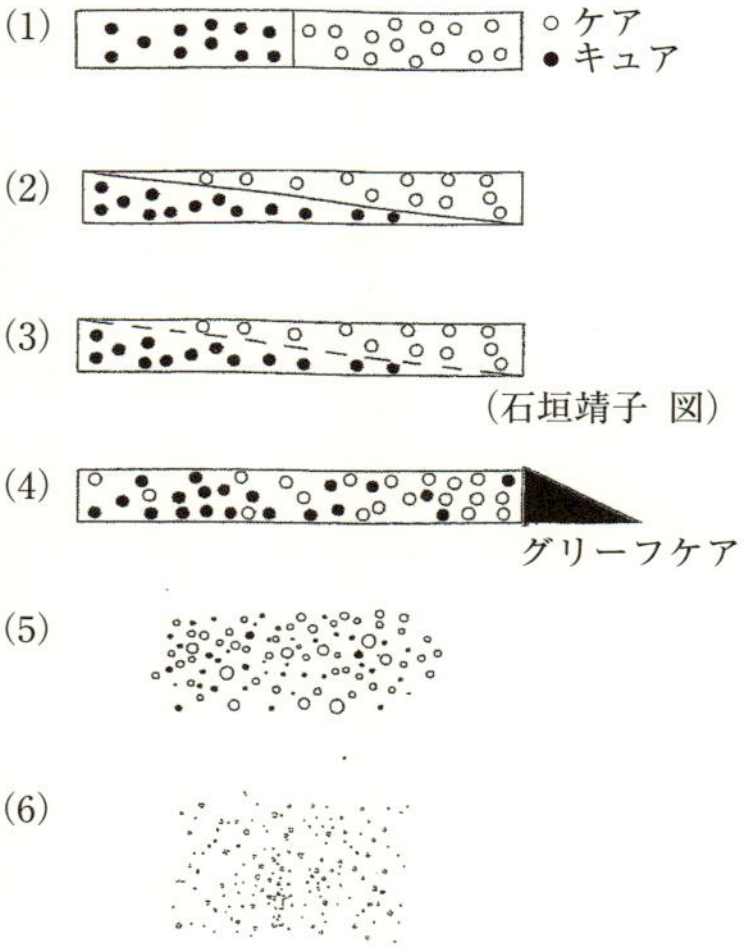

図3　ターミナルケアとキュアの図

込むように効いて、三カ月間くらい平和な時が訪れることがあります。抗がん剤もあながち否定できません。そうした化学療法も含めて、キュアです。がんの末期であっても、キュアによってしばらく危機を脱出できるわけです。私はへそ曲がりなので、「ターミナルケア」という言葉が流行したときに、「ターミナルキュア」も忘れるな、と思いました。それを図式化したものが「ターミナルケアとキュアの図」（図3）です。

前半はキュアで途中からターミナルケアに変わるのが(1)です。それを、羊羹を切るように斜めに切ったのが(2)です。初端《しょっぱな》からケアはある、ということです。(3)を書いたのは東札幌病院の看護婦だった石垣靖子さんです。実線で切らずに破線にする。その間を行ったり来たりするわけです。(4)は、最初からケアとキュアが入り混じっていて、線で切ろうとしたこと自体を否定した考えです。これには最後にグリーフケアを入れています。終わったと思った後にも、失った悲しみをもっている人たちのケアがあるということです。(5)は私の独自の図です。もともとこの四角の枠って何だったのかと思い、外してみました。そうすると、白と黒の玉が宇宙のように溢れていきます。(6)は、その白玉と黒玉を使いながら、そのなかに星座やハートを見ることができるか、それがターミナルキュアとターミナルケアの相関関係ではないかと考えました。臨床では随分前から、こうした図が話題になってはいますが、私が書いた(5)と(6)は、独創的すぎてまったく広がりません。

　私が鳥取赤十字病院に勤務していた時代のことで

すが、ある部屋で、既に心肺停止したがん末期の人に心臓マッサージを施していました。がん末期の人などが心停止した場合には、心臓マッサージはしないことになっています。ＤＮＡＲ（Do Not Attempt Resuscitation：心肺蘇生法を実施しないこと）と言って、医師なら誰でも知っているはずのことですが、心臓マッサージをしているのは、医療者ではなくて息子さんだと言います。看護婦は下を向いている。主治医は、「亡くなりました」と言って部屋を出ていってしまった。たぶんもう帰ってこない。誰かがやめさせないといけないのではないか。「どうしてやめさせないの？」と受け持ち看護婦に問うたときです。看護婦が「息子さん、救急救命士なんです」。私はぐっと詰まってしまいました。

看護婦がその救急救命士の息子さんに話しかけて、息子さんはその心臓マッサージをやめた。「息子さんもよく頑張ってくださいました。でもいちばん辛くて、いちばん頑張られたのはお父さんでしたね」と言ったのだそうです。その言葉を聞いて、「おやじ〜」と泣き崩れるようにして心臓マッサージを終えた。「さすがだな、看護婦さん」と思いました。「あなた、もうやめなさい。いまは、ＤＮＡＲでそういうことをやらない時代なの」と言ったところで、やめなかったでしょう。看護婦は、止めようと思って言ったのではなくて、自分のほんとうの気持ちを息子さんに伝えたのだと思います。

心肺停止したがん末期の患者に心臓マッサージをするのは、一般的にはありえないことですが、こういう場合を考えるとありえるかと思いました。すると、キュアとケアの図はもうグチャグチャに入り混じることになります。

文化運動としての在宅ホスピス

私が在宅ホスピスに関わるようになったのは何故か。このまま誰もが病院死するとお金が足らなくなる、在宅でやってもらえば少し医療費が抑えられる、という国の側の論理があります。世界のなかで比較しても、人口当たりの日本の病床数は多いと言われていますから、減らしたいという意見もわかります。ただ、私は、そうした議論とはまったく別のところで考えていました。病気になったら病院で手助けをしてもらうのはいいとして、何でもかんでも病院の指令、医師の指示に従うという医師－患者関係に疑問があったのです。これは、完全に主従関係です。主従関係のなかに最後まで身を任せるのは、どこかバカげていないか。病気の種類によっては主従関係の必要なこともありますが、それが基本ではないだろうと思います。

昔の日本人は、家でよく死をなし遂げ、受けとめたと思います。無念の死があり、悲惨な死があり、残忍な死もあったはずです。いまの日本人の傾向としては、自分たちで受けとめようとしません。とりわけ、悲惨な死、手遅れの死、痛み過ぎる死は受けとめない。死を拒否していますし、死に至ってしまった医療は、いくら先端医療であっても許さない。かつては、病や老いや死を鷹揚《おうよう》に、あるいは従容《しょうよう》として受けとめた。正確に言えば、受けとめざるをえなかったのでしょうが、ともかくも受けとめることができた。ですから、ほんとうは誰もが受けとめる力はある。

在宅は、そうした現在の風潮に対抗する意味があります。もちろん、昔ながらの家は、たぶんもう残っていません。家からは年中行事が消えました。どうにか盆や正月、七五三や法事で家に集まるくらいで、人々が家に集まることはもうありません。にもかかわらず、家は消えてはいない。家はある。限界集落のなかには転居せざるをえないケースもありますが、ともかくも家があるのならその家で最期の時を過ごすほうが、その人の人生は納得のいく、完結するものになりうるのではないか。国家や医師の言うなりになっているのは、一種の「捕虜現象」でしょう。最期の時くらいは、自分で、自主的に生命を終えていくことを選んだほうが豊かなのではないか、と思いました。

先日の講義では「定置網化」する社会について話しましたが、人間が動物園のオリの中にいる動物のようになってしまって、野生に出ていかなくなった。野生に移ることに、周りの人も、本人も自信がなくなってきた。野生化の恐怖を共有してしまっているので、行政も野生化を認めない。それがよりよい社会、よりよい国のあり方のように思ってしまっている。

初めてこの診療所を出て「在宅」に切り替えたおじいさんの話をしましょう。診療所のベッドは清潔で気持ちがいいし、ベッドサイドトイレは洋式できれいです。花も飾ってありました。しかし、そのトイレが気に入らんと言うのです。「立ちションしたいのに、洋式だがな」と言います。「終わったと思ったらバアーッと水が出て、あげな恐ろしい便所でわしゃようせん」。きれいなトイレが理由で退院することになりました。その家に行ってみますと、古ぼけた長屋でした。土間があって、タイルは壊れかけ、部屋にはビールケースが八個並んで、その上にせんべい布団。

その家の便所を見せてもらったら、小便器は「あさがお」といういちばん安価なもので、年季が入って真ん中が黄色く変色し、アンモニアの臭気が漂っていました。診療所の便器はＩＮＡＸのいいものなのに、この「あさがお」に負けたか、と思ってガクッとして、敬意を表して一礼しました。だから、アメニティがよければいいというものでもない。その人が暮らしていた環境のなかで最期の日々を過ごすことに味がある。そうやって夫婦二人の生活を支える訪問看護、訪問診療をしていましたが、おばあさんから電話がかかってきました。「点滴の残量があと一寸《すん》です。どうしたらいい?」。次は、「おじいさん、息せんようになりました。どうしたらいい?」。慌てて行ってみると、おじいさんは死を迎えていて、傍らにいるおばあさんも自然な表情をしている。自然で素朴な死でした。

在宅ホスピスは、一つの文化運動であると捉えています。誰もが、自分の住んでいた家で最期をまっとうできる可能性をもっています。しかし、先住民族が集められて移動させられ、言語も場所も奪われるように、がんの末期になると病院に運ばれていく。これは進歩なのだろうか。先住民族が大切にもっていた「いのち」や「くらし」に対する思い、お互いに助け合う精神を否定していけば、非人間化が起こってしまうのではないか。「いのち」は、もともと原始的なものであるのに、近代技術がつくる人工的な「いのち」のほうへどんどん連れていかれる。昔の貧しさや戦場の悲惨さから解放されて、平和で豊かな生活へという文脈のなかで、鋳型に流し込めばできあがる形式化した死、に納得させられてしまっている。

三つのC

ホスピスツアーに参加するためにワシントンに行ったことがあります。ガイド役のホスピス専門ナースが、自分の家に私たちを招いて、三つのCが大事だから覚えておくように、とレクチャーをしてくれました。三つのCの一つめが〈comfort〉あるいは〈comfortable〉、「心地よい」ということです。痛みが取れて、症状がコントロールされている状態です。二つめが〈communication〉、三つめが〈choice〉です。

その頃、一九九〇年代のアメリカでは、ホスピスはもう病院のなかにある施設ではなくなっていて、ナーシングホームにホスピスケアがありますし、システムとして在宅のホスピスケアの方向に変わっていました。日本では、これから病院内にホスピスをつくっていこうとしていた時期でした。

二つめの〈communication〉は、一般的に重要であるというだけではなく、時代の要請という面がありました。当時は、「インフォームド・コンセント」という言葉が流行っていました。医者に「俺に任せとけ」と言われて、何をされたかわからないうちに結局死にました、というようなことは許されないという風潮がありました。インフォームド・コンセント以前は、患者さん家族に説明するのは日本では「ムンテラ」と呼ばれていました。ドイツ語のMund（口）とTherapie（治療）を合わせた医療の業界用語ですが、「口で上手に言いくるめる」というニュアンスがありました。

鳥取赤十字病院時代のことですが、私たちは患者さんや家族と一緒に方針を決めるカンファレンスを患者さんごとに開こうとしていました。カンファレンスを開くと決めると、うるさいほどしょっちゅう鳴っていたナースコールがピタッと止むことがよくありました。自分に注意が向けられているとわかるだけでも、患者さんの気持ちはだいぶ違ってきます。

三つめの〈choice〉については、前にも話した「いいちこ」の人の事例ですが、六四歳男性、S状結腸がんからの肝転移で入院している患者さんが家に帰りたいと言いだしたことがあります。それは本人の〈choice〉なのですが、しばらくすると嘔吐や排泄のことで奥さんがもう面倒を見きれなくなる。本人は、家がいいと選択しているのに、奥さんのほうから「もう一度入院させてください」と訴えられました。

そういうときに、「ご本人は家でと言いましたよね」と上から目線で物事をリードしていくと、だいたい失敗します。「じゃあ、奥さん、やっぱり入院しようか」と言うと、患者さん本人も納得してくれました。ところが、入院すると費用が嵩《かさ》みます。三日入院したところで夫婦で「帰るか」という相談をして、港町の家に帰っていきました。帰って一〇時間後くらいに意識がなくなり、痙攣発作が起こって、こちらに電話が来ました。がんではなくて、心臓か脳にアタックが起こったと思われるような症状でしたが、ともかく家で亡くなった。奥さんはそれに納得でした。最終的に家に辿り着くまでに幾つかの〈choice〉があり、葛藤がありました。

方針って、実ははっきりしないほうがいい場合があります。ネガティブ・ケイパビリティは、ある意味では、近代科学が進むなかで忘れがちになっているものを引き出してくれる。マニュアルやガイドラインに対する、対抗的な力になっていると思います。入院する、抗がん剤を使うというのは本人の意思ですから、〈choice〉を軸に動いていくわけですが、その〈choice〉は、凝集、霧散、消失、再結晶、など変動していくものです。それにこちらがついていかなければなりません。

〈comfort〉に関わることで、高草木さんから、疼痛コントロールを山崎章郎氏はホスピスの基本と捉えているようだが、なぜ徳永はその点に言及しないのかという指摘がありました。取りにくい痛みももちろんありますが、疼痛コントロール自体は実は難しいことではありません。塩酸モルヒネの皮下注射の場合、ちょっと注意すべき点が幾つかありますが、概ねコントローラブルです。

もう一つ、本人に我慢してもらう、という面もあります。岡村昭彦が、「死ぬときは、苦しみながら死にたい」と言っていたと高草木さんが紹介していますが、この岡村の言葉と関係なく、私は以前からそう思っています。本来もっているはずの諦める力、耐える力は、薬物を超えるとさえ思っています。そういう力があってはならないかのごとく、苦痛をコントロールしようとする近代医療、近代技術は、おこがましいのではないか。京都大学医学部附属病院緩和医療科の恒藤暁《さとる》先生は、痛みの「マネジメント」と言っていますが、これも「コントロール」を避けたいニュアンスなのでしょう。「コントロール」という観点で、死に向かう人やその人の生命現象を見るのは、善意であるのは承知ですが、失礼だとさえ感じます。

いま診療所内で患者さんの写真展をしています。山陰海岸をずっと撮ってきた人です。たぶん痛みがあるはずなのに、写真展のことが嬉しくて痛みを忘れてしまう。痛みを忘れる何かを用意できたときに、痛みが落ちる、閾値《いきち》が変化してくる。

市場にモルヒネなどが出過ぎている感じがします。製薬会社の儲かるところですから、手を替え品を替えて新製品が出てきます。日本の麻薬使用量は欧米に比べて少ない、日本の医者は教育ができていないという意見もありますが、欧米に合わせて多量のオピオイドを使わないと後進国扱いするような風潮には賛成できません。

私が非常識に思うのは、効果のあるモルヒネ量には個人差があって投与する量に上限はないと言われてきたことです。塩酸モルヒネ一〇〇〇mgが使われていましたが、私は一二〇mgか一八〇mgを一日量のリミットにしたほうがいいと以前から主張していました。あとはほかの手段を考えるべきだと思います。限度を設けないと、製薬会社は儲かるかもしれませんが、お金の無駄遣いです。一〇〇〇で効かなければ一五〇〇なら効くのかといえば、一二〇を超えたら効かないものは効かない。もうそれも反省期に入っていると思います。

「話、違うじゃん」の世界

在宅ホスピスは文化運動だと言いました。自宅は、権力構造、支配から逃れている自由な空間だからです。それに、家庭のなかには、たとえ肺がん末期の人であっても、それなりの役割があります。使用する痛み止めの量も少なくて済みますし、草花があり、思い出の品々がある。私は「家薬《いえぐすり》」と呼んでいますが、家は薬を分泌しているのではないかとさえ考えています。中庭にしろ、家の上の空にしろ、その家を包んでいるもの、そして人間関係も含めて、すべて薬理作用をもっている。だから、在宅ホスピスは、医療費を安く済ませるという国の思惑とは別に、文化運動としてある。在宅と病院とを選べる人は、在宅を選ぶほうがいい、やってみたら意外とおもしろいと思っています。

　ただし、「在宅こそすばらしい」と言いかけたものの、「在宅が正しい」と言った途端におかしくなってしまいます。一つこういう選択肢があって、それには味がある。人によっては合わないかもしれないので、無理してはいけない。トーンダウンして、先鋭度が落ちてきますが、どれでもいいやという感じのなかに、在宅を忘れないでね、というところでしょうか。権力から脱出できるという点もあまり言い過ぎてはいけませんが、在宅では、自分を中心に、自分の家を中心に回ることができます。必要なときに私たち医療者を呼べばいいので、病院内の医師―患者の主従関係が一部逆転していきます。

　また話、飛ぶんですが、「話、違うじゃん」について。症例だけ話しますと、五〇歳くらい、肺がんで、小細胞の未分化がんが脳にも首にも転移して寝たきりになったお母さんです。離婚されていて、お子さんが三人、姉に妹と弟、それにネコがいました。母の最期は家で看たいと言って、子どもたちが仕事の都合をつけて、交代で看ていました。一カ月半くらい経ったとき、電話がかかってきて、母の呼吸がおかしいと言う。その家で最期を看取るつもりで駆けつけると、家の前に救急車が来ていました。「最期は家で」と言っていたのにおかしいと思いつつ、救急車の中に入ると、まだ小さい呼吸があり、娘さんは、「先生の診療所に行きます」と言う。「話、違うじゃん」なのですが、救急車で診療所に来ることになりました。私のほうは自分の車で一足先に診療所に着いて、処置室で準備をしていました。遅れて救急車。娘さんは「最善を尽くしてください」と言う。「最善を」と言われたので、私は迷いましたが、挿管をしました。アンビューバッグという手動で送気して人工換気を行なう器具につなぎました。お子さんたちに、交代で一時間ずつ押すように言いました。「お母ちゃん頑張って」と言いながら押しているのですが、一時間が経つと交代し、テレビのお笑いバラエティ番組をスナック菓子を食べながら見ている。その日は、そうやって手動でやっていましたが、明くる日にディスポ（使い捨て）の簡易呼吸器が届いたので切り替えました。三日目の朝、彼女は亡くなります。そのとき、子どもたちが三人揃って、「ありがとうございました」と深々と頭を下げました。「これで母の死を納得できます」という感じでした。よくぞ、と思いましたね。

私としては、「在宅で」と言っていたのに「診療所で」となり、「延命治療なし」と言っていたのに「最善を尽くして」となり、「お母さん頑張って」と言っていたのにテレビを見てゲラゲラ笑う。みんな「話、違うじゃん」と思いましたが、最後は、きょうだい三人揃って立派に決めました。

もう一例は、肝硬変で、非がんの男性です。おなかがパンパンになって、腹水を抜いていました。最期は家がいいかと患者さんのお母さんが言いました。この男性は、離婚してから酒の量が増えて、一度禁煙していた煙草も再開して吸っていました。「酒と煙草で人生を潰したようなもんです」とお母さん。三人の女のお子さんは、母親に付いて出ていってしまった。その人の家は田舎の谷の奥にあって、そこに腹水を抜いたり、点滴したりするために通っていました。「息が弱くなった」と電話がかかり、車を飛ばして行ったら、もう呼吸は止まっていました。煙草をやめていたはずなのに、なぜか煙草の匂いがします。お母さんが、「もう死んだからいいと思って、この子が好きだった煙草に火をつけて、鼻や口に煙をかけてやったです」と言います。自分で息子に「煙草を吸ったらいけん」と言っていたのに、「話、違うじゃん」と思いましたが、この息子への煙草の煙のプレゼントのことは印象に残っています。

患者さんや家族が洗濯機のなかのようにあっち行ったり、こっち行ったり、あっちかと思えばこっち、こっちかと思えばあっち、とぐらぐら動いているときは、臨床が息づいています。「話、違うじゃん」が、むしろ臨床にとって本質的なことのように思えます。

手作りの「臨床の球」という図4を見てください。球に向かって真っ直ぐに入った①の光がそのまま真っ直ぐに進むかと思ったら、そうとは行かずに、②は天井に行って、どんと下に落ちる。③は波形で落ちながらどこか別のところへ行く。④はトントンと行ったかと思ったら、出口がわからずに消えたみたい。⑤は、もとに戻ってしまった。何がどうなるかわからないという臨床の動きを世界で初めて私が図式化してみましたが、誰にも拾われることなくここにあります。

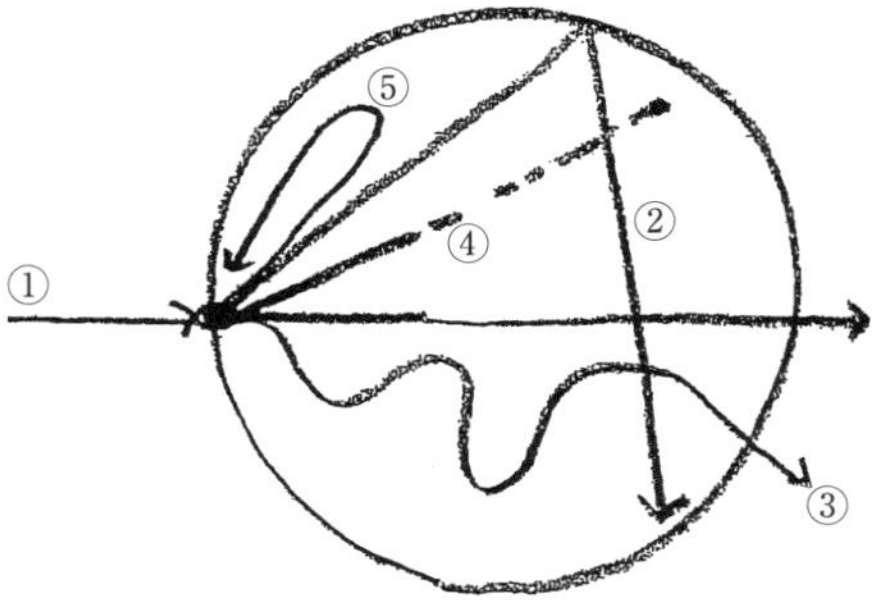

図**4**　臨床の球

being

岡村昭彦もそうだったと思いますが、私も「治療共同体」という言葉がずっと頭のなかにあります。なかなか実現が難しくて、足踏みしている状態です。心の病気であれ、依存症であれ、非がんであれ、神経難病であれ、がんの末期であれ、何かを抱えながら困っている人がいたら、誰もがその人に何かを手助けできる関係性を考えています。「ビーイング being」、そばにいることが大事だ、「ノット・ドゥーイング not doing」、何かをすることではない、とよく言われますが、やはり心の支えは、自分が見捨てられていないと感じることだと思います。
　精神科医の浜田晋《すすむ》が、一緒に酒を飲みながら、言っていたことです。「浜田クリニックの看板の灯を消さないでくれ。灯を見ると、それだけで安心するんだ」と通院患者さんが言ったそうです。看板や門灯でさえも「ビーイング」になりうる。野の花診療所は「治療共同体」にはなかなかなれませんが、そして洗濯機のように毎日がぐるぐる回っているだけのようにも思いますが、この診療所があるだけでもいいかなとも思っています。思うようにならない身体、思うようにならない心をコントロールしようとするのはおこがましい企てだということを念頭に置きながら、できる限りパラホスピスとして、定置網からこぼれた人を手助けできるようでありたいと思っています。

（二〇一八年五月一五日）

Ⅲ　医療文化について

往信Ⅲ　高草木光一より徳永進へ

摘便の技術

私が徳永先生の著作を読んでいてちょっと驚いたのは、徳永先生が便秘のおばあさんにこう言うシーンです。

「寝る前に飲む下剤をもうひとつ、朝飲んでください。それででなけりゃ、入院の時のように、指で取ってあげます。」（徳永進『死の中の笑み』ゆみる出版、一九八二年、一〇頁）

この先生は日々の診療のなかでこのような摘便《てきべん》をルーティンのようにこなしている、と思うと、医療の現場に縁遠い私には違和感が拭えませんでした。どんなに人生経験が豊かになった中高年の女性であっても、他人から肛門をいじられ、便を掻き出されることに羞恥心を感じないことはありえないはずです。生死を彷徨《さまよ》うような事態であるならば、そんな羞恥心などかなぐり捨てることもできるでしょうが、日常的風景のなかで、気軽に肛門を他人に委ねることには誰しも相当な抵抗があると見るべきでしょう。なぜ徳永先生は、その禁断の川をひょいと軽々飛び越えることができるのか。他人の肛門に指を突っ込むというのは一種の「タブーの侵犯」ですから、そこには性的欲望や興奮を掻き立てるものが確実にあると私は思いますが、そんな気配は微塵も見せることなく、相手を安心させる信頼感を勝ち取る魔法を徳永先生はどこで手に入れたのか。

徳永先生は、鶴見俊輔をして「率直に言ってこの人は偉人です」(鶴見・小田『オリジンから考える』一七一頁)と言わしめた人物ですから、ある見方をすれば「立派な人」であるには違いありませんが、徳永先生が特別な倫理観をもっているわけでもなく、決して私より品がいいわけでもないと確信した文章があります。

「キクちゃんという人がいました。その人は言葉はしゃべれましたけれど、その人の身なりも汚なかったです。女の人でした。家は百姓やってましたけどね。仕事がないからブラリブラリ。難しいことはしゃべれなかったし、計算ができなかった。みんながキクちゃんをバカにしましたね。／キクちゃんはパンツはいていなかったですね。で、私たちは小学校のころにキクちゃんに見せてえなというと、キクちゃんは見せて下さる(笑)もんでね、みんなのあこがれの的というか……。」(徳永『三月を見る』一二頁)

昔は「知恵遅れ」と言っていましたが、この「キクちゃん」は知的障害者でしょう。私自身が幼い頃養護学校に通っていたということもあり、その「知的障害」につけ込んで本来ありえない僥倖にすがるのは、たとえ小学生でも私は潔しとしません。悪ガキのグループとして行動していたとしても、私ならその場は一人で一歩退いて、敢えて僥倖を拒否するだろうと思います。むしろ、その辺を闊歩している威勢のいいオネエチャンに「見せてえな」と懇願して、「この変態野郎！」とつばを吐きかけられるほうが、私にはよほどすっきりしたことのように思われます。

このように格別に上品でもない徳永先生が他人の肛門を自由にいじくりまわせる「聖人」になってしまうのは、なぜでしょう。それは、ひとえに医師免許をもっているからにほかなりません。医師免許さえあれば、他人の身体を意のままに扱うことができてしまう、というのは、考えてみれば恐るべき事実です。

フランスの社会調査の先駆になったと言われている、アレクサンドル・パラン＝デュシャトレ『公衆衛生、道徳、行政の面から見たパリ市の売春について』（一八三六年）という著作があります。著者は、医師・公衆衛生学者でしたから、非医師では決してできない調査を行なっています。この著作は浩瀚なものですが、フランスを代表する歴史家アラン・コルバンによって縮約版がつくられ、その邦訳も出ています。たとえば、こんな記述に出くわすと、医師という職業に対する世界共通の信頼感がわかります。

「私がこの調査、研究に従事していた時、パリには、クリトリスの著しい肥大ぶりを示している売春婦は三人しかいなかった。……／小陰唇の並外れて肥大した売春婦もいる。このような事例はよく目に入るが、はたしてこれは職業が原因で生じたのだろうか。」（アレクサンドル・パラン＝デュシャトレ『十九世紀パリの売春』アラン・コルバン編、小杉隆芳訳、法政大学出版局、一九九二年、九四、九六頁）

あるいは、「売春婦のアヌスの状態」という項が設けられ、「何人かの研究者は、一定の年齢に達した売春婦の中で、このような破廉恥な行為に身を任すことを拒否するものはおそらく一人もいないだろうと考えている。……／人がこの恥ずべき性癖に習慣的に溺れざるをえなくなった場合、必ず示す特徴として、直腸開口部の特別な形――この場合、それは必ず漏斗状を示すと言われているが――が挙げられる」（同書、九七―九八頁）といった記述があります。

医学者・医師の佐藤純一、山口研一郎と生物学者の最首悟と私の四人でつくった『思想としての「医学概論」』のなかで、最首氏が医学部生や医者を「特別な存在」としている点が印象に残っています。「必要不可欠な存在である医者は、逆に言うと並の人間では困るのです。ただ手が器用なだけの医者になど誰もかかりたくないし、いくら器用だって失敗することはあるでしょう。そして失敗したら、もう取り返しがつかない。……だから並の器用な人間では困る、医者は特別製の人間でなければならないのです。」(同書、三二一―三二二頁)

まるで、医者が神にも似た存在でなければならないと言っているようで、奇妙な感じもありますが、「なぜ病気は治るのか」という佐藤純一氏の解説と合わせて考えるとなるほどと頷けます。その要因として、佐藤氏は、「薬物や手術など物理化学的治療による力(効果)」、「自然治癒」、「治療者と患者の「関係性の力」」の三つを挙げています。呪術でもプラシーボ(偽薬)でも、病気が治ることがありうるのは、三つめの「関係性の力」が働くからでしょう(同書、一一七頁)。

幼い頃喘息に悩まされていた最首氏は、藤岡先生という若い医師のことをよく覚えていて、「その先生に会うと、途端に治ったような気がする、体が軽くなるのです。……先生の顔を見るだけで元気が出るのですが、先生から薬をもらった覚えもないし、治療を受けた覚えもありません」(同書、二四一頁)と語っています。その逆の医師―患者関係、つまり「先生の顔を見るだけで体が重くなる」、「病気が悪化する」という、ぞっとする関係もまた充分にありうるわけです。

医師は、「神に近い人格者」であること、あるいはそのように見える存在であることが、医療行為そのものの論理から要請されるということになります。性的欲望や興奮を微塵も感じさせることなく、他人の肛門に指を突っ込むことのできる「普通ではない存在」をつくっておく必要があるという社会的合意が暗黙裡にできているわけです。ある意味では、医師は社会の生贄《いけにえ》のようなもので、「並」の人間が無理やり「特別な」人間として奉られ、そのような者として振る舞うことを強要されているとも言えます。

富士見産婦人科病院事件

このような「神に近い人格者」としての医師像は、ヒポクラテスの時代から現在まで連綿とつづいていると考えることができます。患者の「自己決定権」

に基づくインフォームド・コンセントがある程度普及したいまでも、いわゆる「ヒポクラテスの誓い」に見られる高邁なる医師のパターナリズムが消え去ったわけではありません。

そのインフォームド・コンセントの概念が日本に紹介されつつあった一九八〇年に、富士見産婦人科病院事件が起きています。インフォームド・コンセントは、結局、日本医師会によって「説明と同意」と訳され、診療に際して医師が患者に説明し、同意を得るという手続き論に落ち着いてしまった感があります。治療法は患者自身が選択するという、患者の権利運動としての側面は抜け落ちる結果となりました。そのインフォームド・コンセントの日本的受容のあり方についての論文のなかで、哲学・倫理学者の加藤尚武《ひさたけ》は、富士見産婦人科病院事件を「日本型パターナリズムの裾野で生じる人権侵害」（加藤尚武「医の倫理とインフォームド・コンセント」『病院』四七巻七号、一九八八年七月、五八六頁）と位置づけています。医師と患者の関係が良好な土壌における「日本型パターナリズム」を擁護するコンテクストのなかで、富士見産婦人科病院事件は、「裾野」で生じた例外的な事件であると見なしていることになります。果たして、この事件はほんとうに「裾野」で生じた例外的な事件なのでしょうか。

もう四〇年近くも前のことですから、事件を簡単に振り返ってみることにしましょう。富士見産婦人科病院では、当時最新鋭の超音波診断装置を導入し、そのエコー検査を医師資格のない北野早苗理事長が担当していました。早苗理事長は、「子宮も卵巣もぐちゃぐちゃだ。すぐ手術をしないとあと一カ月でガンで死ぬよ」（富士見産婦人科病院被害者同盟編『乱診乱療』晩聲社、一九八二年、二三頁）等とデタラメを言い、妻の医師・北野千賀子院長等が患者から健全な子宮・卵巣を摘出したと言われる事件です。所沢保健所への被害通報者は一一三八人、防衛医大で再診断を受けた一一七人のうち七一人が何の異常もない臓器を摘出されたことが判明しています。

北野早苗は医師法違反で懲役一年六月・執行猶予四年、北野千賀子は保健婦助産婦看護婦法違反で懲役八月・執行猶予三年で、二人とも実刑を免れました。被害者たちは、北野早苗および北野千賀子ら五医師を傷害罪で刑事告訴しましたが、浦和地検は不起訴処分としています。民事では、六三名の原告に対して五億一四〇〇万円の損害賠償が認められました（東京地裁、一九九九年）。東京高裁は被告の控訴を棄却（二〇〇三年）、最高裁も被告の上告を棄却（二〇〇四年）しています。厚生労働省は、この民事判決を理由として、北野千賀子に医師免許取消、勤務医の青井保男、佐々木京子に医業停止二年、楢林重樹に医業停止六月、堀八重子に戒告の処分を行なっています（二〇〇五年）（内田剛弘『司法の独立と正義を求めて半世紀』田畑書店、二〇一〇年、一六二―一七〇頁／富士見産婦人科病院被害者同盟・原告団編『富士見産婦人科病院事件――私たちの30年のたたかい』一葉社、二〇一〇年、四三七頁）。

私は、この事件のために尽力した元東京大学医学部附属病院（東大病院）内科の本田勝紀医師から資料提供を受け、一通り読んでみましたが、最も関心を抱いたのは、北野夫妻の悪徳ぶりではなく、その下で働いていた勤務医たちの心理です。厚労省から処分を受けた四人の医師は、事件発覚当時、研修医などではなく、経験を積んだベテラン医師でした。それぞれ理事や分院長等として厚遇されています。当然、北野夫妻が行なっていることについても、その指示によって自分たちが行なっていることについても、医師として判断ができていたはずです。にもかかわらず、なぜ彼らはこの「狂気」とも言える所業に揃いも揃って加担してしまったのでしょうか。

神戸大学名誉教授の精神科医・中井久夫が「楡林達夫」のペンネームで書いた「抵抗的医師とは何か」（一九六三―六四年頃）という論考があります。もともとは、岡山大学医学部での講演を基にしたパンフレット（岡山大学医学部自治会発行）で、その後、医学生たちの間で長く読み継がれてきた著作と言われています。

「ある大学病院では教授が、正常妊娠子宮を、（忙しいためにこんなバカなことが起きたのでしょうが）子宮筋腫と誤診したので、主治医は真実を知りつつ、若い未来の母から一切母性となる可能性を奪う全剔出を敢行したのです。名ざしはしないが、事実については責任を持ちます。／あなたが入局後五、六年たつうちに、あなたもまた、怯ゆえに患者を見殺しにする痛切な体験を必ずや持つでしょう。持たなければ幸運か、それともあなたの眼が見えなくなっているからです。私には、あります。」(中井久夫「抵抗的医師とは何か」『日本の医者』日本評論社、二〇一〇年、一〇六頁)

この中井の文章を読むと、この未曽有の事件に加担した医師たちは、とりたてて「悪意」のない、ごく一般的な医師に過ぎなかったのではないかという思いにも駆られます。とくに外科医の世界では、手技の向上に上司や先輩の指導・助言が不可欠であると言われます。医師一人一人は独立した人格のように見えて、実はネットワークのなかで生きているので、上からの指示に従わざるをえないという慣習が成立してしまっているのでしょう。因みに、日本産科婦人科学会や日本母性保護医協会(現在は日本産婦人科医会)はこの事件に関与しようとはせず、被害者側に立った産婦人科医は佐々木静子医師たった一人だったそうです(本田勝紀「国際的反響呼んだ富士見病院事件──日本の産婦人科の後進性明白に」『エコノミスト』六〇巻五三号、一九八二年一二月一四日、『朝日新聞』二〇一三年七月二七日)。

七三一部隊で人体実験を行なった医師たちの心理は、以前に述べた「医学的善意」と「医療的善意」の乖離を前提にすればある程度理解できますが(秋元寿恵夫『医の倫理を問う──第731部隊での体験から』勁草書房、一九八三年、一七六頁)、富士見産婦人科病院の場合には、健全な子宮や卵巣を摘出することに「大義」があったとは到底思えません。単なる金儲けのために、あるいは自己保身のために、患者から健康な臓器を奪う医師がいるということは、恐ろしいことでもあり、しかし充分にありうることでもあるのでしょう。医師は、白衣を剥いでしまえば、単なる凡庸な「並」の人であるに過ぎないのですから。

医師―患者関係

神のごとき人格者としての医師像と、患者の「いのち」よりも自己保身を優先させる悪徳医師像との間には、天と地ほどの違いがありますが、すべての医師はこの二つの面をもっている、少なくとも潜在的にはもっていると私は考えます。医師は信頼されなければならず、しかし、医師を信頼しすぎてもならない。医師―患者関係をどのように考えるのかは、容易に結論の出ない問題です。

最近亡くなった早川一光《かずてる》先生は、「わらじ医者」として、とくに関西地方で有名な方でしたが、私は、パフォーマンスの天才のような方と見ていました。何よりも人間関係を重視し、自分を「名医」に見せることが治療そのものになることをよく知っていたのでしょう。ご自身、自分を「仏さま」に見せる嘘で信頼を獲得したエピソードをおもしろおかしく語っています(早川一光・立岩真也・西沢いづみ『わらじ医者の来た道――民主的医療現代史』青土社、二〇一五年、九一頁)。いっぽうで早川先生は権威主義の対極にあるような方で、誇り高き京都の「町衆」のなかで長年にわたって民主的医療を探求されました。こういう人間味溢れる医師ならば、自分の身体を任せることができると思えるし、仮に早川先生が何か失敗をしたとしても「早川先生なら仕方がない」と思えるのではないでしょうか。その基本は、「古典的な名医」であったと思います。もうこんな方は出てこないでしょう。

澤瀉久敬につづいて大阪大学の「医学概論」を担当した中川米造は、医師の型として魔法医、学者、科学者、技術者を挙げた後で、二一世紀の医療では「援助者モデル」が最優先する」という展望を示していました。「援助者モデルは、どうやって学ぶか、どうやって患者とコミュニケーションをつけ、患者の問題を感知し、地域の問題を感知し、それをいろいろな専門家と一緒に解決しようとする問題志向です。ある理論に基づいて、それを応用するのではなしに、問題に基づいてやる。この考えかたは実はプライマリー・ケアであり、地域医療の考えかたでもあります」(中川米造『サービスとしての医療――医療のパラダイム転換』農文協、一九八七年、四六頁)。

この中川の展望に鑑みると、徳永先生の実践はある意味では時代の最先端を行っているのかもしれないと思いました。私が、徳永先生の講義を拝聴して、目から鱗《うろこ》の思いをしたことが二つあります。二つとも、「ある理論に基づいて」いるというよりは、「現場の論理」、「臨床の知」によるものです。

一つは、「医療行為」のなかに「キュア」と並んで「ケア」を入れることで、もはや「医療」の七三一部隊化は起こらない、という点です。「ケア」が「キュア」と同等であるとして医療行為が考えられれば、富士見産婦人科病院事件も起こらない、少なくともきわめて起こりにくくなると言えます。

看護婦の重要性を最も声高に唱えたのは、岡村昭彦であろうと思われます。岡村は、ホスピスの時代においては、「キュア」よりも「ケア」が、医師よりも看護婦が主体となることを見越し、「自主ゼミ」活動等を通して独自の看護教育を行なっています。患者の権利としてのインフォームド・コンセントを日本に紹介する一方で、看護婦の地位向上にも尽力し、医療現場における医師―看護婦―患者の平等な関係性の構築を構想していました。これを一九八〇年代の前半に行なっていたわけですから、その先見の明がわかろうというものです。「医療」のなかに「ケア」を基本要素として組み入れることで、「医療」そのもののあり方まで変えてしまおうという発想は、岡村の構想のなかにあったわけですが、しかし徳永先生のように、「現場」のリアルな手応えに裏打ちされるまでには熟していなかったと思われます。

徳永先生が語る「野の花診療所」をめぐる数々のエピソードのなかに、「ケア」の優位、看護婦の優位というロジックがたびたび出てきます。医師が専門職として特権的な位置を与えられる制度化以前の段階においては、広義の医療行為はまずは「ケア」としてあり、そのなかから特殊な「キュア」が独立的なものとして現れたと考えることもできるでしょう。そう考えれば、「ケア」は「キュア」の付属物ではなく、「キュア」の母体となるものだったということになります。

もう一つは、これと深く関わる「ネガティブ・ケイパビリティ」です。今日の医療現場においては、対話すること、議論することが基本的に重要であると見なされる傾向があります。インフォームド・コンセントを患者の権利の側から捉えようと、免責のための医師の説明と捉えようと、そこには言葉のやりとりがあり、権利の主張のあることが自明の前提とされます。

ところが、徳永先生が実践しているという「オープン・ダイアローグ」においては、医師も看護師も、患者家族も、ボランティアもそこに参加するわけですが、何かを議論して「決める」ことが目的とされてはいません。「いのち」の現場で治療方針の岐路に立たされたとき、そう簡単に答えの出るはずがない。出ない答えを前にして、ともかくみんなが集まり、顔を合わせ、つぶやいてみる。しかし、それを無理にまとめることはしない。こうした「どうにも答えの出ない、どうにも対処しようのない事態に耐える能力」、「性急に証明や理由を求めずに、不確実さや不思議さ、懐疑の中にいることができる能力」（帚木『ネガティブ・ケイパビリティ』三頁）を「ネガティブ・ケイパビリティ」と呼び、徳永先生はこの能力を「臨床の知」として大事にされています。じっと時が経ち、みんなの考えが一つに熟成していくのを待つ。その時間があってこそ、空気は和み、自ずから結論が導かれていく。

もちろん、すべての場合にこの方法や能力が適切だとは言えないと思いますが、オープン・ダイアローグにおけるネガティブ・ケイパビリティを提起することによって、インフォームド・コンセントという革命的ではあってもそれ自体近代的思考の枠組のなかにある発想、概念は乗り越えられるように思えます。オープン・ダイアローグにおいて、小学校五年生の少年の呟《つぶや》きが契機となって一つの空気が形成されていく実例を紹介されると、そこでは、もはや誰もが平等／不平等などという問題意識から解放されているように思えます。

川崎協同病院事件

ここで、安楽死・尊厳死問題についても考えてみたいと思います。私は、脳死・臓器移植問題と安楽死・尊厳死問題は同じ根をもっていると考えています。「自己決定権」や救命の論理をもちだして、死んでいるかどうかわからない「脳死」者をドナーにし、あるいは、死にたいと思う者に死の権利を与える。どちらも、社会の役に立たない、どうでもいい「いのち」を抹殺することを暗黙の目的としているものではないか、という強い疑念をもっています。ですから、脳死・臓器移植にも尊厳死法にも基本的に反対の立場をとっていますが、しかしそこには割り切れない思いが残ることもまた否めません。臓器提供を受ければ救命される人を見殺しにするのか、自己決定権によって死を望む者に対して誰がそれを止める権利をもつのか、と現実的な問題に直面している関係者に問われれば、その「命懸けの問い」に対して返事に窮する場面も出てくるでしょう。「命懸けの問い」には、「命懸けの反論」でしか答えることができません。ともかく、安楽死・尊厳死問題について言えば、「死の権利」対「弱者の抹殺」が大きな対立図式となりますが、徳永先生は、この図式から外《はず》れた独自の発想をもっているように思われます。以下、具体的な事例に沿って説明してみます。

　川崎協同病院事件は、一九九八年に主治医の須田セツ子医師が当時五八歳の男性患者を安楽死させたかどでのちに殺人罪に問われ、最高裁まで争って懲役一年六月・執行猶予三年の有罪判決が下りた事件です。近年、安楽死で医師が有罪判決を受けたのは稀有なことですし、尊厳死法整備の一つの動因にもなっています。ただし、この事件には、「安楽死」以外の要素で幾つか疑問な点がありました。たとえば、内部告発によって須田医師の行為が事件化されたのは、患者死亡から約三年を経過した時点でした。病院が内部調査委員会を設置する前の段階で、既に病院関係者が遺族に賠償を約束しています。裁判における看護師の証言にも、重要な部分で疑義が残っています。何らかの政治的な意図が背後で蠢《うごめ》いていたのではないか、と思わせる事件でした。

　この裁判に徳永先生は被告側証人として、第一審の横浜地裁に出廷しています。その証言内容は、担当弁護士・矢澤曻治の編著『殺人罪に問われた医師　川崎協同病院事件——終末期医療と刑事責任』(現代人文社、二〇〇八年)に収録されています。

「臨床で働く人たちをなるべく私は、そういう大変な場で働いている人を守りたいという気持ちは常々あるんですけれども。そこにはですね。もちろん患者さんに対して悪意を持つ理由もありませんし、敵意を持つ理由もありませんし、殺意を持つ理由も全くありませんでした。で、そういう臨床の経過であったなということは思います。」「来られたときから最期まで、医療者たちは誠意を持って対応してきたという感じがぬぐえません。感じるところは、そのことですね。」「殺意の反対がちょっとないので、誠意と呼んでもらってるかと思うんですけれども。医療者としてのスタンスを見てて、そこに悪意と殺意はないと。医療者として取るべき態度の中で、もちろん場面の緊迫によって、少し戸惑いながら、慌てながらという感じは受けますけれども、そこにあったのは誠意じゃないかと。殺意は間違いであると思いますが。」(同書、一七二頁)

被告が殺人罪で起訴されている以上、「殺意」の有無について同業者として証言することは、もちろん意味のないこととは言えないでしょう。しかし、被告に主観的な「殺意」そのものがあったかどうかを直接的に推測することではなく、被告の具体的な医療行為に「殺意」が客観的に推認されるかどうかが、終末期医療の専門家の見解として求められている論点だったのではないか、と思われます。その場合の「殺意」は、もちろん「悪意」や「敵意」と同方向にあるものではないでしょう。安楽死は、約《つづ》めて言えば、むしろ「善意」や「誠意」による殺害と捉えることができます。ですから、徳永先生の証言は、トンチンカンな方向違いの発言で、実は弁護士の方も困ったのではないか、と推察しています。

では、徳永先生の証言に意味がないのかといえば、思想的には深い意味があると私は考えます。この問題に関して、徳永先生は、事実上、法体系を無視して考えているのだと思います。医師はいつでもお縄になることを覚悟していなければならない、というのが徳永先生の主張の根幹でしょう。死の臨床の現場には、さまざまなケースがあり、それを法やガイドラインで一元的に処理することはできない。医師は一つ一つのケースについてそのたびに迷い、とまどい、悩みながら、患者、その家族、医療スタッフ等との間に合意をつくっていかなければならない。

その合意の結果として行なった医療行為は、ときに法やガイドラインの観点からは「逸脱」と見なされることがあるかもしれない。そのときは、甘んじて裁きを受けなければならない。しかし、医療行為には、法やガイドラインよりも大切なものがあり、自分はそれを守っていきたい。そう主張しているように見えます。

要するに、被告の須田セツ子医師は、医師として間違ったことはしていなかった、しかし、彼女の医療行為が現在の法体系のなかで殺人罪に問われるのであれば、不本意ながらも受けとめるほかはない。逆に言えば、裁判そのもののあり方に対して批判的なまなざしが向けられていたのです。

徳永進のアナーキズム

日本尊厳死協会の強力なバックアップでつくられた尊厳死法案が公開されたのが二〇一二年で、いまだに国会には上程されていませんが、この間に安楽死・尊厳死について多くの議論がなされてきました。推進する側は、「自己決定権」や「リビング・ウィル」の尊重という観点を前面に押し出してきましたが、徳永先生が終末期医療の現場から明らかにしているのは、このようなリビング・ウィルなるものがいかに脆弱で移ろいやすいものであるか、ということでした。とくに尊厳死法案に対する対抗的意識で書かれたものではないはずですが、たとえば徳永先生の『どちらであっても——臨床は反対言葉の群生地』を読むと、そのタイトルどおり、患者や家族が死という現実に直面して、その時々の真実を吐露すると、矛盾に満ちたものになってしまうという様子がよくわかります。尊厳死を強く望んでいた人が、いざ死期が間近になると延命治療を要求することなど、日常茶飯事のようです。人間が終始一貫、理性的存在でありつづけるという前提でこの問題を考えると、医療現場ではとんでもない事態を招きかねないことが指摘されています。

ただ、私が徳永先生に注目するのは、実はその先にあります。さきほど紹介した「医師はいつでもお縄になることを覚悟していなければならない」という発想は、単に医師の良心の優越を主張するものではないと考えます。とくに新しい医療技術が開発されると、法律がその事態に即応できないという現実がありますから、医師が法を犯す可能性を恐れずに、むしろ先駆者として立ち振る舞うことはあります。しかし、そのような立場、つまり確固とした信念をもって、法よりも医師としての良心を優先するという立場には、徳永先生は明確に反対しています。ケヴォーキアン批判を思い返してみましょう。

「これは許されるか、許しにくいかという曖昧さが重要だと私は思っています。正しいか、正しくないか、ではないのです。そもそも、「正しい」という言葉が臨床の現場には馴染みません。／ケヴォーキアンのように「とまどい」がない人は、医師として大きな問題があります。臨床の現場では、「正義」を振りかざすような人ははた迷惑です。「正義」は怖いものです。「正義」によらずに、その時々にみんなで判断をつくっていくしかありません。それが現場の論理です。ですから、医師は自分が無罪になることを望んではいけません。万が一には有罪になることをも覚悟したうえで、どうやって「正義」を貫くかではなく、どうやって人々を納得させる方法をつくっていくか、が問われています。」（本書、三二頁）

このように、「「とまどい」がない」、「「正義」を振りかざす」人は医師としての適性に欠ける、と強く主張しています。

その意味では、H・D・ソローの「市民的不服従civil disobedience」や鶴見俊輔の「根もとからの民主主義」の発想とは明確に異なるのだろうと思います。ソローは、正義なきメキシコ戦争を敢行し、奴隷売買を容認しているアメリカ合衆国国家に人頭税を支払うことを拒否して収監されました。彼には、自分の良心こそが法律よりも優先されるという確固たる信念がありました。鶴見の場合は、ソローに直接影響を受けたわけではないと思いますが、同じように、自己の良心を突き詰めていったときに、そこに真の公共性が現れるという発想をとっています。「この私の中の小さな私のさらに底にひそんでいる小さなものの中に、未来の社会のイメージがある。私が全体としてひずみをもっているとしても、分解してゆけば、ゆきつくはてに、みんなに通用する普遍的な価値がある。このような信頼が、私を、既成の社会、既成の歴史にたちむかわせる。国家にたいして頭をさげないということは、私が、国家以上に大きな国家連合とか、国際社会の権力をうしろにせおっているからでなく、私の中にたくみに底までくだってゆけば国家をも、世界国家をも批判し得る原理があるということへの信頼によっている。」（鶴見俊輔「根もとからの民主主義」『思想の科学』第一九号、一九六〇年七月、二二頁）

徳永先生には、「確固たる信念」はありません。むしろ、「確固たる信念」など医療の現場ではもちえない、もってはならない、と言っているわけです。時々刻々変化する状況のなかで、時々刻々変化する患者や家族の思いとともに医療行為を行なおうとすれば、そこに「原則」をもって臨むこと自体が危険なことになってしまいます。現場では、あらゆる予断を排して、まっさらなところから始めなければならない、というのが第一点です。もう一つは、その場合の医療行為は、医師個人のものではない、という強烈な主張です。看護師をはじめとする医療スタッフと、患者とその家族が納得し、合意する手順と方法で行なわれなければならない。ということは、医療行為がそうした関係者すべてとの協同的な作業であることを意味しています。それが、医師として「最善を尽くす」ということなのでしょう。

鶴見の発想はしばしばアナーキズムの系譜で捉えられることがあります。国家よりも個人の良心に公共性を見いだす立場は、正統に対する異端とすることもできるでしょう。しかし、鶴見の場合でも、やはり自立的個人という近代的発想がその基礎にあったうえでの異端です。徳永先生の場合には、そうした鶴見の立場をも相対化しようとしているわけですから、異端のそのまた異端となるのかもしれません。

岡村昭彦と治療共同体

岡村昭彦は、『ホスピスへの遠い道』というルポルタージュで、世界各国のホスピスや精神病院を取材・紹介していますが、そのなかに「治療共同体」の理念に関わることが二カ所に出てきます。

一つは、ダブリンのセント・パトリック病院という精神病院です。『ガリヴァー旅行記』のスウィフトがその創立者だそうですが、この病院の二四頁仕立ての「入院案内書」を見て岡村はわが意を得ます。その「看護婦たち」の項目にはこういう記述がありました。

「彼女たちはとても多忙なことがよくありますので、彼女らの仕事の手助けをしていただければ感謝いたします。」（岡村『ホスピスへの遠い道――岡村昭彦集6』九四頁）

岡村は、ここが単なる病人を収容する施設ではなく、病気を抱えた人を含む一つの「コミュニティ」であることを強調しています。

もう一つ紹介されているのは、病院ではなく、ベルギーのギールという人口三万人の町です。ここでは、一三〇〇人と言われる精神病者がコミュニティ全体にわたって家族と一緒に暮らしていると言います。ヨーロッパ最初の地域的規模の治療共同体である、と岡村は解説しています。「精神障害のある患者は、全人格が損なわれているのではなく、障害を起こしているのはその一部分で、健康な部分をいっぱい持って生きている」（同書、二五三頁）というのは岡村の持論ですが、この場合の「精神障害のある患者」は、「患者」全般にまで拡張できるでしょう。「どんな患者も全身が病気であるわけではない」という当たり前の前提に立てば、患者が二四時間、患者として過ごす近代的医療施設のほうがむしろ奇異に思えてきます。ギールの治療共同体は、ダブリンのセント・パトリック病院を地域大に拡大したものと捉えることができます。

さて、オープン・ダイアローグにおけるネガティブ・ケイパビリティの次に来るのが、この「治療共同体」の概念ではないかと考えています。徳永先生の講義のなかでも断片的には言われていましたが、まとまった形で話されてはいませんでした。徳永先生が「方法としての故郷」を媒介として、医師―患者関係を、住民間関係と二重化することで相対化していることは既に指摘しました。高校時代にお世話になったヌードスタジオの呼び込みのおばさんが徳永医師の前に患者として現れるエピソードは、この点をはっきりと示していると考えます。「医者も身体をもった人間であるかぎり、パトス的存在であることを自覚することであり、医療の専門家である前に、一人の人間として患者の苦しみや痛みを他人事だと思わないことである」（中村雄二郎『臨床の知とは何か』岩波新書、一九九二年、二〇二頁）といった抽象的な提言よりも、よほどインパクトがありました。

治療共同体を考えるうえでもう一つ重要なのは、「文化的主体としての患者」とも言うべき側面だと思います。岡村が「治療共同体」で紹介したように、患者は患者としてだけ生きているわけではなく、さまざまな主体となりうるということです。とりわけ、徳永先生は、野の花診療所の近くに「こぶし館」という文化施設をつくり、これを当初から診療所と連動させる構想をもっていたと思われます。鶴見俊輔も徳永先生を「偉人」たらしめている三つの要因の一つとして、この「こぶし館」の建設を挙げています。

二〇一七年に紀伊國屋ホールで上演された劇団民藝の『野の花ものがたり』では、末期のがん患者が診療所内で職員のように働いているさまが描かれていました。ダブリンのセント・パトリック病院と同じような発想です。また、診療所の二階の壁を使って、患者の写真展が開かれているのも見学させてもらいました。「治療共同体」を一歩進めて、「文化的共同体」を目指しているようにも見えます。そのように考えると、鳥取・野の花診療所で行なわれている実践は、医療活動として斬新であるだけではなく、もっと広いコンテクストで、近代医療や近代的思考に対するオルタナティブを提示しているようにも思えます。

「臨床の知」の射程

私が徳永先生の著作を読んでおもしろいと思ったのは、徹底して臨床の現場のディテールを扱いながら、その向こう側に倒すべき相手を見据えているという点でした。今回の一連の講義のなかでも、ガイドラインやマニュアルによる平準化、画一化に対して真っ向から挑戦している様子が見て取れます。これをもっと大袈裟に言えば、近代的な普遍主義や客観主義に寄りかかっていてはもはや現実の諸問題に対処していけない、という宣言であるように思えます。リビング・ウィルや自己決定権という近代的な発想が、臨床の現場ではことごとく覆されるという事例がいくつも紹介されている背景には、このような戦略があると考えます。

私が『思想としての「医学概論」』を着想したのは、二〇一一年三月一一日の東日本大震災、福島原発事故が直接の契機でした。もはや人類の死滅が見通せるようになった状況のなかで、それが少しオーバーだとすれば、少なくとも原発による日本という国の滅亡が日程に上っているように見える状況のなかで、既成の学問に何ができるのか、あるいは研究者に何ができるのか、という問いを私は自分自身で引き受けざるをえないと考えました。人類最後の日にあっても静かに哲学書を繙《ひもと》き、呻吟の末に「なるほどここはそういう意味だったのか」と膝を叩くのも、一つの生き方であるかもしれません。しかし、阿鼻叫喚の地獄が待ち受けているかもしれないという予感をもったときに、ディシプリンを貫き通すような美学を私はもち合わせていません。これからは「いのち」に関すると自分が思うこと以外は何も書かない、と心に決めました。この場合の「いのち」は、もちろん広義のもので、単に脳死・臓器移植や安楽死・尊厳死などの生命倫理をテーマにすることを意味するわけではありません。

水俣病事件のときには、いわゆる「御用学者」が跋扈《ばっこ》し、チッソから資金を得てチッソの利益のために論文が書かれるということがありました。それから半世紀も経って、福島原発事故に関して同じような「御用学者」が現れたのには驚かされました。人々が「いのち」の危機に晒されているなかで、専門家と言われる人々の言動がいかにあやふやでいい加減なものであるかを思い知らされました。科学や学問や報道に対する不信は、これまでになく高まったと言えます。高木仁三郎は、成田空港建設に反対する三里塚の農民を前にして、「果して、自分の「学問」は彼ら民衆にとって何ものかでありうるだろうか」(高木仁三郎『市民科学者として生きる』岩波新書、一九九九年、一一九頁)と自問するところから、「市民科学者」への道を歩んでいきますが、そのような発想の科学者がいま何人日本にいるのか考えると心許ないかぎりです。

　もはや、医師をはじめとする専門家に「いのち」の問題を任せておくことはできない、という思いを抱くことになりました。それと同時に、自分も「社会思想史」という専門領域をもつ一人の研究者であり、その立場で何ができるのか、という思いにもとらわれました。

　私が属している社会思想史学会は、もともと一九七六年に発足した当時から、「学際的」であることをその特徴として謳っていました。スミスやウェーバーやルソーの解釈学としての一面のほかに、新しい事態に対して分野横断的に共通の認識をつくっていくことも、この学会の重要な側面であると考えました。私が二〇〇六年から世話人をしていたセッションでは、「いのち」に関してさまざまな分野の人たちと対話をする機会を設けました。そのセッションともリンクさせて、『思想としての「医学概論」』のための研究会が開かれたわけです。

　今回、徳永先生とこの企画をもったのも、そうした「いのち」論の一環です。とりわけ今回意識したのは、学際的であることではなく、臨床的であるということでした。

　医学・医療以外の領域から「臨床の知」を唱えたのは、徳永先生の講義でも挙げられていたように、中村雄二郎『臨床の知とは何か』が先駆的であったと思います。書かれた時期が、一九九七年の臓器移植法成立以前ですから、ここで語られている脳死・臓器移植問題については、やや違和感を覚える部分もありますが、ここで中村が語った根源的な問題は、近代的学問や科学が「生活世界」から乖離している危機的な状況であろうと思います。その問題意識の淵源の一つが、E・フッサール『ヨーロッパ諸学の危機と超越論的現象学』（一九三四―三七年）にあることを自ら語り、その著作から次の箇所を引用しています（中村、前掲書、二八頁）。

「十九世紀の後半には、近代人の世界観全体が、もっぱら実証科学によって徹底的に規定され、また実証科学に負う「繁栄」によって徹底的に眩惑されていたが、その徹底性たるや、真の人間性にとって決定的な意味をもつ問題から無関心に眼をそらさせるほどのものであった。」(細谷恒夫・木田元訳、中公文庫、一九九五年、二〇頁)

この引用文につづいて、フッサールは「単なる事実学は、単なる事実人しかつくらない」という痛烈な学問・科学批判を行なっています。この批判は、もちろん現代においてもまったく色褪せてはいません。中村は、フッサールの著作にも刺激されて、近代的な「科学の知」に対抗的な「臨床の知」を提起し、それを次のように定義します。

「科学の知は、抽象的な普遍性によって、分析的に因果律に従う現実にかかわり、それを操作的に対象化するが、それに対して、臨床の知は、個々の場合や場所を重視して深層の現実にかかわり、世界や他者がわれわれに示す隠された意味を相互行為のうちに読み取り、捉える働きをする……。」(中村、前掲書、一三五頁)

その後、哲学者の鷲田清一は「臨床哲学」を唱え、古典の解釈学ではない哲学のあり方を提起していきます。つまり、既存の学説を一切持ち込むことなく、人々が現実に抱えるさまざまな問題について「聴く」という立場から出発する哲学です(鷲田清一『「聴く」ことの力――臨床哲学試論』ちくま学芸文庫、二〇一五年)。

中村の場合も、鷲田の場合も、「臨床」は、何かが生成する場としての「現場」に深く結びついていると思います。つまり、硬直化した近代的普遍主義に対して、「現場」の諸問題に沈潜することから対抗し、再構築していくという発想です。徳永先生の実践も、こうした人々と共通した意識をもっているものと思われます。鷲田清一との対談集『ケアの宛先――臨床医、臨床哲学を学びに行く』も出されています。

鶴見俊輔のほうへ

私自身は、近代的思考の最大の問題は、時間概念の消失ないしは共時的枠組にあると考えています。澤瀉久敬は、近代医学と漢方医学を、デカルト的医学とベルクソン的医学として捉え直し、近代医学が

「空間的医学」であるのに対して、漢方医学は「時間的医学」であると考えました（澤瀉久敬『医学の哲学』誠信書房、一九六四年。増補版、一九八一年、二〇一―二〇五頁）。これは、澤瀉の画期的な発想だったと思います。漢方医学においては、そもそも病名を付けることをせずに、患者の身体全体を時間軸で把握し、その病症の改善をはかります。それに対して、近代医学は、病原細菌や病巣の除去に見られるように、一般的に局所療法であり、空間的な身体把握によって成り立っていると考えます。そこに時間概念は原理的に組み込まれていないことになります。

社会思想史で問題を考えても、やはり近代的思考は、普遍的な理論をつくろうとするあまり、さまざまな捨象を行なっています。ホッブズ『リヴァイアサン』（一六五一年）でもルソー『社会契約論』（一七六二年）でも、「社会契約」の場面に登場するのは成人男子のみと推定されます。ですから、「家族」の問題も世代の問題も思考のなかに入ってきません。ルソーにおける一般意志創出＝法形成の過程を見ると、そこには個別的利害と一般的利害の対立が共時的に語られているだけです。イロクォイ族が、共同体の意思決定をする際に七世代後のことまで考慮したのとは対照的に（管啓次郎・小池桂一『野生哲学――アメリカ・インディアンに学ぶ』講談社現代新書、二〇一一年、四四―四七頁）、ルソーの場合にはその決定が未来の世代を拘束することに配慮がなく、現在世代の利害だけが問題になっています。総じて、時間概念が消失したところでは、「いのち」の問題は軽視される傾向性が必然的に組み込まれていると言えます。一〇万年かかると言われる放射性廃棄物処理の問題を捨象して、現世代の利益のために原発を稼働させつづける思惟の根源には、こうした共時的発想を見いだすことができます。

このように「いのち」の問題を見据えて、近代的思考に対抗すべく、「現場」の知から再出発しようと考えたときに、徳永先生の「臨床の知」、「現場の論理」が実に魅力的なものに思えたわけですが、徳永先生と私の間に介在している人物は誰か、と考えると鶴見俊輔かもしれません。

実は、「現場の論理」という発想は、二〇〇一年・

二〇〇二年に作家の小田実を慶應義塾大学経済学部特別招聘教授として招いて「現代思想」という講義を一緒に担当したときに、小田が強烈に打ち出したものです。二〇〇一年の段階で小田は、「いますべてにわたって、再検討の時でしょう。国も、社会も、大学も、世界的な規模で再検討を迫られている」(飯田裕康・高草木光一編『小田実の世直し大学』筑摩書房、二〇〇一年、一三八頁)という認識に立って、大学のもっている「知のパラダイム」に現場が抱えている「問題のパラダイム」をぶつけることによって、新しい「現代思想」を立ち上げようとしました。そして、「現場の思想家」と小田が考える人々をゲストに迎えて、対論が行なわれました。この二年度分の講義録は、飯田裕康・高草木光一編『ここで跳べ――対論「現代思想」』(慶應義塾大学出版会、二〇〇三年)、同編『生きる術としての哲学――小田実 最後の講義』(岩波書店、二〇〇七年)としてまとめられています。

小田が亡くなった後に、小田の遺志を引き継ぐ意味も込めて、『一九六〇年代 未来へつづく思想』(岩波書店、二〇一一年)という講義録を編者として刊行しました。これを鶴見に謹呈したところ、お返事はいただいたのですが、その文面を見て、ほんとうに読んでいるのかどうか疑わしく思っていました。ところが、鶴見が亡くなった後公刊された『敗北力――Later Works』(編集グループSURE、二〇一六年)を読んでみると、「自著未収録」として「小田実おぼえがき」という論考があり、そのなかで、私の書いた文章が比較的長く引用されていました(同書、二一五―二一六頁)。

徳永先生が京都大学医学部時代に、鶴見俊輔の同志社大学のゼミに参加していたことは知っていました。しかし、「臨床の知」、「臨床哲学」について鷲田清一が鶴見から大きな影響を受けていることを、徳永先生と鷲田の対談本で初めて知りました。たとえば、こんな一節があります。

「いま思うと、鶴見さんは「限界哲学」をやってらしたと思うんです。哲学が哲学になるぎりぎりのところで、それも哲学のテキストを読むんじゃなしに、労働者のメモを読んだり、教師のノートを読んだり、そういうテキストを読んでいく。さらにそれを、落語のテキストのようなものまで広げていくんですね。鶴見さんの本をもう一回、きちんと体系的に読んでみようとして出合ったのが、「哲学を汲みとる」という言葉なんです。鶴見さんにとって哲学って、理論じゃないんです。たとえば、職人さんだったら、これだけは絶対ゆずれへんというようなものがありますね。あるいは看護師さんだったら、自分ではうまく説明できないけれど、体にしみついている強いこだわりがあります。」（鷲田・徳永、前掲書、七九頁）

これを読むかぎり、鷲田の「臨床哲学」は、鶴見の「限界哲学」の一つの応用でしかないように思えます。徳永進の思想・実践を研究するには、一九三〇年代におけるフッサール等の近代的諸学問、近代的思考に対する危機意識を出発点に置いたうえで、その意識を現代につなぐ思想家として、鶴見俊輔の著作を私も「もう一回、きちんと体系的に読んで」みることが必要と感じました。

一九六八年には、近代的学問・科学への危機意識が世界的に表出されることになりますが、その余燼がくすぶっているなかで、鶴見と徳永先生は出会っています。一九六九年八月、大阪城公園で行なわれた「反戦のための万国博」に「らいの家」をつくって参加していた大学二年生の徳永進に、鶴見が声を掛けたのです。それから約半世紀後の二〇一五年に鶴見は亡くなりますが、「最後の最後まで、鶴見さんは、「徳永進を呼んで話を聞こう」と言っていました」（木村聖哉・湯浅進・黒川創『鶴見俊輔さんの仕事①ハンセン病に向きあって』編集グループSURE、二〇一六年、九七頁）という黒川創の証言もあります。

鶴見の仕事をべ平連や市民運動に収斂させずに、フッサールから徳永までの知の系譜で捉え直してみる。あるいは、徳永の臨床の現場での「とまどい」を思想史の問題として描く。そんな構想が浮かんできます。

（二〇一八年六月二六日）

返信III　徳永進より高草木光一へ

摘便について

摘便については、誤解して受け取られているところがあるように思います。他人様《ひとさま》に触られたり見られたくないところに指を突っ込んで、「一丁やるか」みたいに便をとる、というイメージで考えられると困ります。摘便は、便が出なくなった人の便を、看護婦や医者がゼリーを使って指を入れてとる行為ですが、人の肛門に指を入れることが法的に許されているのは、医療者の医療行為だからです。その辺の人が「ちょっとごめん」と言って他人の肛門に指を入れたら、セクハラどころでは済まないでしょう。

患者さんから話だけを聞いて、「便秘ですか、下剤を出しましょう」と無難なことを言っていれば、当然肛門を触らずに済みます。そのほうが楽ですし、患者さんに失礼になりません。「すみませんね」と言いながら、患者さんを横にして、ゴム手袋をはめます。手袋社会を批判しておきながら、この場面では手袋に頼ってしまいます。ともかく指を入れると「あれっ」と思うものに触れることがあります。それが初期の直腸がんということもあります。便を見てイチゴジャムみたいだったら、少し上のほうで出血が起こる病変とわかります。慢性疾患の場合もありますが、クローン病や潰瘍性大腸炎等の難病の消化器疾患が、肛門からの摘便で発見できることがあります。便が炭みたいに黒い場合は、胃や十二指腸に潰瘍があるか、がんで出血している可能性があります。まず便潜血反応を出して、陽性であれば次の検査で疾患が何かを診断するという手順になります。

私が長期に診ていた患者のことで外科医から電話がかかってきて、急に腹痛を訴えだしたので、指を入れてみたら腫瘍のようなものに触れた、と言われたことがあります。私が直腸診を怠ったために、直腸がんを見逃してしまったのです。臨床医のなかには、「しまった、あのとき直腸診を怠った」と、同じような後悔の念をもっている人は多いだろうと思います。直腸診で前立腺の異常がわかるケースもあります。

一週間、二週間、あるいは一カ月便が出ない人がいます。冷や汗が出て、腹が痛くて苦しんでいる場面に時々出くわします。直腸診をすると、その出口に固い便が集合している。それを指で穿《ほぜ》っていくわけです。終わると冷や汗が引いて、「救われました」と言われることもあります。摘便によって、身体全体の調子が戻ってくるのです。看護婦のなかには、「摘便の女王」と言われる人がどの病院にもいます。患者さんにあまり痛みを与えずに、フワッと便をとることのできるスペシャリストです。

人間も動物も食べることが生きるための条件ですから、食べなくなれば衰えていきます。そして、食べたものは最終的に便になります。便になって排出することで、生命現象が保障されているとも言えます。ところが、がんの末期になると、癒着等で小腸や大腸を便がスムーズに流れなくなり、あるいは腹膜ががん細胞で鉛のようになって腸が動かなくなります。そうすると、便が出ないだけではなくて、痛みがより強くなります。

腸は何とか便を出そうと動こうとするわけですが、邪魔者がいるためにそこが痛む。腸管だけではなくて、他の場所の痛みも訴えるようになります。痛みを止めるためのモルヒネを使うと、その副作用で吐き気と便秘を引き起こします。モルヒネには、腸管だけではなく、気管支や尿路の動きを止める副作用があります。副作用予防の薬を併用しながら、モルヒネを使うことになります。便が滞っているというだけで、身体全体に影響が出てくるわけです。腸がある程度の自由さを取り戻すと、便秘による痛みも軽くなりますし、モルヒネもよく効くようになります。人間にとって、いや動物生命体にとって、口から肛門までの腸管が障害されず一本すーっと通っているということが、生存の第一の条件ですし、平和の条件です。先天的にも後天的にも、その管一本がすーっと通っていかない病気が多数存在します。

がんの末期の人の症状の一つに、譫妄《せんもう》があります。見えないものが見えたり、支離滅裂なことを言ったりして、夜中に騒ぎだすのです。どんな人格者でも、あるいは子どもでも譫妄状態になりえます。長生きすれば、老人性の譫妄もあります。原因としては、電解質のバランス不足、低栄養、脳へのがん転移、認知症合併等が考えられますが、譫妄が起こるきっかけの一つが便秘です。便通をうまく整えることができていると、譫妄頻度は格段に落ちていきます。腸一本がすーっと通っていることで、人の日常は支えられる。それって、当たり前じゃなく、奇跡に近いことですけどね。

摘便の実際について言えば、必ず看護婦と二人で行ないます。男性医師が一人で女性の摘便をすることはありません。患者の側には、臭う、汚いという思いがありますから、自尊心の傷つく場面では、当然格別の配慮が必要になります。

腎不全で尿が出なかった人に、初めて自尿が出ると、「やっと出たか」と感動することがあります。コーラよりも濃い、肉汁のようで、これがほんとうに尿なんだろうかと思えるものが出る。それは腎臓が機能しはじめ、初めて尿をつくり出すときですから、医療者にとっては喜ばしい瞬間です。もう尿が汚いというような意識はすっ飛んでしまっています。大便の場合も同じで、「おお、無事出たか」と感嘆することもあります。汚い、臭い、嫌だと思っているものがもっている「宝性」というのもあるように思います。

大小便が本来もっている大切さに、介護の人たちは早々と気づいていました。「日本オムツはずし学会」を結成して、オムツを外す運動をしている人たちがいます。オムツが外れると、ちょっと動いてみようという気になって、そうなるとそれまで治らなかった褥瘡も治ってくる。羞恥心や人権の問題については、まず大小便に対する敬意の態度を失ってはならないと思います。

富士見産婦人科病院で不必要な子宮・卵巣摘出が行なわれたこと、ハンセン病療養所で断種手術が行なわれたこと、優生保護法の下で障害者に対して本人の同意を得ずに不妊手術が行なわれたことは、やはり医療者の問題として考えなければならないと思います。今後、同様のことが起こらないかといえば、社会正義や使命感をもって医者になる人間が減ってきている現実では、平和の「弊害」のようなものとして、その可能性を否定できません。

早川一光先生、若月俊一先生

若い頃、同級生の友人に紹介してもらって、沖縄の中部、具志川《ぐしかわ》(現・うるま市)にある沖縄県立中部病院で一カ月研修をしたことがあります。アメリカの実践的医療を積極的に取り入れているところで、そこに宮城《みやぎ》征四郎という最先端の臨床医がいました。当時は、二四時間態勢で救急車を受け入れていました。ここまでアクティブでフットワークのいい医療は、大学でも勤務した病院でも見たことがなかった。

その沖縄からの帰りに京都に立ち寄り、早川一光先生にお会いしました。中部病院とはまったく違う世界がありました。「ああ、どうだ、元気か、生きとりゃいいよー」みたいな雰囲気です。中部病院では、患者の痰一つからでも原因菌を究めていこうと、瞬間瞬間が真剣勝負の様相を呈していましたが、早川先生は「よっしゃ、よっしゃ」、「そやな、また来るわ」という感じです。生活の音が聞こえるような、和やかな医療です。麻痺があったら、一歩でも歩こう、一歩が無理なら半歩でもいい、という「半歩でもの会」の発想もおもしろかった。患者同士が支え合って、お互いの世話をできれば、麻痺は残っていたとしても、もう治っていると言うのです。人々の生活に根差した見方や話し方は、実に見事でした。在宅訪問医療のあり方を教えてもらったのが、早川先生でした。

早川先生は、地域住民が資金を出し合ってつくった病院で住民本位の医療を追求した方ですが、そうした活動の根本にあったのが貧しさだったと思います。みんなが貧しかったからこそ、お互いに助け合いという発想を共有できた。その貧しさを失って、貧しさのもっていた力までが失われてしまったように思います。

若月俊一さんも見事でした。医療に慣れていない農民たちのために、何ができるのかを必死に考えました。農民たちに受診してもらうために、公民館で朝早く胃カメラを準備したり、自分たちで劇団をつくって、回虫を防ぐ方法や盲腸になった場合の対処の仕方を劇として教えたり、若月先生が編み出した技は一つや二つではないはずです。

若月先生も早川先生も、自分のやりだしたことが社会的な広がりをもつ過程で組織の問題と対峙せざるをえなかった。組織は、大きくなればそれ自身の論理をもってきて、創始者の思いとは違う方向に動く可能性がつねにあります。お二人とも、相当の覚悟をもって生きていたと思います。

若月先生は、軍隊の親分的なところもある方でしたが、年収は一〇〇〇万だったそうです。私たち勤務医でも、時間外手当等を入れると一〇〇〇万を超える収入を得ていました。大病院の院長であるにもかかわらず、収入の限度を自分で決めていたのでしょう。

いまでは地域医療に対応する医療組織がある程度つくられていますが、早川先生や若月先生のように、意気に感じて自分を放り出してでもやろうという時代ではなくなり、そんな医者は極端に減ってきました。

川崎協同病院事件のこと

川崎協同病院事件の前に、一九九六年、京都・京北病院の院長が筋弛緩剤投与によって患者を死亡させ、殺人容疑で書類送検されるという事件がありました。一九九一年に東海大学で、末期がんで苦しんでいる患者さんに塩化カリウムを投与した「東海大学安楽死事件」があり、横浜地裁は、一九九五年に違法性阻却《そきゃく》事由として次の四要件を示しています。

①患者が耐えがたい肉体的苦痛に苦しんでいること

②患者は死が避けられず、その死期が迫っていること

③患者の肉体的苦痛を除去・緩和するために方法を尽くし他に代替手段がないこと

④生命の短縮を承諾する患者の明示の意思表示があること

（『判例時報』一五三〇号、一九九五年七月二一日、四〇頁）

その横浜地裁判決の翌年に、京北病院事件が起こったわけです。『読売新聞』の京都版だったと思い

ますが、元刑事という人と大阪大学医学部の中川米造さんと私の三人が呼ばれて、この問題をどう考えるか座談会を行なうことになりました。そのときも私は、「上からの基準で次のことに従ってください と言われても、臨床ではわからないことや思いがけないことが起こる。一瞬一瞬、考え、行動しているので、規則どおりにはならない」と話しました。

日本プライマリ・ケア学会（現在は、他の二学会と合併して日本プライマリ・ケア連合学会）の全国大会が一九九六年に広島で開催されたときに、「院長は前の晩に病院に泊まっていたこと、ステロイドを使っていたことなど、一連の流れのなかで考えると、院長のとった行動は理解できないわけでもない」と院長を庇《かば》うような発言をしたところ、院長の親類の医療者という人から連絡があって、「ちょっと救われた気がしました」と言われました。その五年後の二〇〇一年に川崎協同病院事件は明るみに出ました。こういう問題で被告医師をバックアップしてくれる医者はアイツしかいない、という感じだったのではないかと思います。

このときも、現場の流れが気になっていました。問題は、その医師自身が何を考えて行動していたかだと思いますが、悩み、とまどい、試行錯誤する過程のなかで、患者さんを死に至らしめた。ですから、横浜地裁でも、京北病院事件のときと同じようなトーンで話しました。殺人罪で起訴されたわけですが、医師の立場からすれば、「殺人」と一言で言ってもらっては困る。「殺人」のなかにも一から一〇まであるだろう、と言いたい気持ちでした。

メディアや検察に対する姿勢としては、臨床の現場を守りたいと思っています。臨床の現場では、悪が起こることもありますが、にもかかわらず守れる部分は守りたい。この事件では、自分なら敢えてそこまではしないにしても、「こいつ許せんわ」と思うところはまったくありませんでした。

裁判所では、検事から「あなたの意見は日本医師会の意見とまったく違うようですが、あなたは特別変わった医者ではないですか」と問われました。ところが、その検事はアルコール依存症らしくて酒を飲んで法廷に臨んでいたのです。後で別の検事に代えられました。「あんたのほうがよほど特殊なんじゃないか」と言ってやればよかったと思います。

　被告の須田セツ子さんとはそのとき会いました。公に訴えられるつらさは、想像するしかありませんが、大変なものだと思います。そうだとしても、「われわれ医療者は、なろう、いつでも被告人、立とう、被告席」と私は言いたいと思っています。人間には誰しも落ち度があるものですが、医療者の場合はとくに、落ち度をもちやすい職域で働いています。ですから、疾患や治療に関する真摯な訴えや問題提起があれば、それを聞き、受け入れなければなりません。落ち度を隠すことは、根本的に医療者の精神に反することだと考えます。

セデーションと安楽死

　セデーションと安楽死の間には微妙なボーダーがあり、グラデーションがあると思います。そのグラデーションのなかでとまどい、問題が発生するわけです。

　目の下、鼻の横に上顎洞《じょうがくどう》があります。その人は、上顎洞ががんになって、目のほうにも浸潤して、頬が自壊し、口腔への洞穴ができているような状態でした。その人が、静かに安らかに寝ていました。痛みは、塩酸モルヒネや神経因性疼痛に対する他の薬でほぼコントロールされています。隣に奥さんがいました。入院して約二カ月、病気を発症してから三年は経っていて、抗がん剤はもう効かない。死期は近いだろうと自分で言っていました。

　頭頸部のがんでは、顔貌が変わっていきます。「がんが顔を食べていく」という言い方がされるくらい変形していきます。多くの人は、排泄で失敗したときに、自分が自分でないように思って愕然とします。しかし、がんが顔を食べていく場合や、大陰唇や陰茎に腫瘍ができた場合は、おそらくそれ以上に尊厳を奪われることになります。私は、表現が適切ではないかもしれませんが、「病という拷問に遭っている」と思い、それを引き受けている人に尊さを感じます。その人が静かに寝ていたときに、このまま逝かれるほうがいいのではないか、という思いが頭を過《よぎ》りました。

自分の顔ががんに食べられると、それを見たくないと思うかもしれません。しかし、そういう人に限って必ず手鏡を隠し持っているものです。男でも女でも、病に侵されて、唇がとれていく自分の顔を見ている。一体感をもっていた自分の顔が別のものに変わっていくにもかかわらず、あるいは変わっていくからこそ、手鏡でその顔を見る。

その人が俳句を詠んでいました。「手鏡に映してみるや梅雨の空」。窓から外を見ていた妻が梅雨の合間の青空だと言うので、自分の顔を隠し見ていた手鏡で、窓の方向に角度を変え外を映してみる。ほんとうに、きょうは青空だ。名句だと思いました。

このままセデーションに入れれば、眠るように亡くなっていくだろう。もう一句でもつくってもらいたい、一日でも長く生きてもらいたい、と思えば、突然の大量出血で失血死という事態も考えられます。それに、夜になると譫妄を起こして別人のようになっていました。

寝ているときに塩化カリウムを注入すれば、安楽死になります。モルヒネの量を目盛り一つアップする、点滴の中にウトウトする薬を一つだけ入れるという手段もあります。私は、セデーション薬に一から一〇まで番号をつけています。九がフェノバール、一〇は麻酔科で使う薬です。番外に自然セデーションを置いています。身体全体が衰弱することで得られる、自然が用意してくれたセデーションという意味です。セデーションにもそれだけのグラデーションがあるわけですから、安楽死にもまた同じようにグラデーションがあります。「安楽死」という言葉で全部を括ることのほうが、現場の論理からすれば不自然だと私は思います。

治療共同体への遠い道

二〇一七年に劇団民藝が上演した『野の花ものがたり』に出てくる「掃除人」についてですが、はじめに彼のお母さんが診療所に相談にみえました。お母さんは、在日コリアンの方で廃品回収業をやっていましたが、息子のほうはその仕事も手伝わないし、働きにも行かない、ちょっと診に来てくださいと往診を依頼されました。初めてその家へ行くと、二階に四〇歳くらいの彼がいて、ジャズを聞いていました。二人暮らしで、お母さんと仲が悪かった。私が二階に上がると、お母さんが上がってきたと思ったのでしょう、「何しに来たあ、このババア」と叫びました。「ああ、先生ですか」というところから始まりました。リストカットを繰り返していましたが、先輩の精神科医によれば、男性のリストカットはきわめて稀だそうです。そして、リストカットしたところに米粒を詰めていました。「もういつでも死ぬ」という風情でした。アルコールが好きでサントリーの「三四郎」というういちばん安いウイスキーの大瓶をガブガブ飲んでいました。

ある程度落ちついた頃に、青果市場の野菜洗いの仕事を探してきましたが、面接で落ちてしまいます。時給六〇〇円の頃でした。「それなら、うちの診療所に来てお掃除をしたら」ともちかけたところ、掃除だけはきちんとやりました。普通は、モップ等の道具を使って立ってするものですが、彼の場合は、四つんばいになって雑巾で拭いていく。一生懸命で丁寧です。患者さんの部屋も自主的に掃除していました。ただ、昼の休憩時間になると階下のボランティアの休息所で、隠してあった「三四郎」を飲みだします。

みんなに人気がありました。その理由は、否定語を一切使わなかったからです。何かを頼むと、必ず「はい、わかりました」と答えます。あるとき、詩人の谷川俊太郎さんをお招きしたのですが、鳥取空港に迎えに行く人がいなかったので、彼に頼むと、「はい、わかりました」。自分のボロボロの一五年車で、谷川さんを無事乗せてきました。何だか変わった人を乗せてきたので、彼も嬉しかったようです。

その頃の私のなかには、心病む人もがんの末期の人も、一緒に料理をして、一緒に配膳して、一緒に食べる、そんな治療共同体を目指そうという気持ちがありました。彼は飲んだ酒がもとで肝硬変になっていて、がんも併発していました。食道静脈瘤破裂という肝硬変の末期の症状で吐血を繰り返していました。ついに、診療所のラウンジで大量に吐血をして、高熱のために全身が痙攣を起こします。総合病院に運んで入院してもらったのですが、その後、二週間くらいで亡くなりました。みんなで迎えに行って、というより総合病院から彼を奪還して、ぼくらの診療所の一三号室に連れ帰りました。

彼が好きだったウイスキーを町の酒屋で買ってきました。いちばん安い「三四郎」ではなくて、高級な「バランタイン12年」です。みんなで「ご苦労でした」と言った後、綿花を使ってその高級ウイスキーで彼の唇を拭いて、お別れの儀式を行ないました。彼のお母さんも喜んでくれました。「仕事もさせてもらったし、こんなにみんなでお別れ会をしてもらって、ほんとうに感謝です」。彼は不思議なくらいみんなに好かれました。いばらなかった。「三四郎」依存だったけれど、素直で誠実でした。

そういう人たちが集まる治療共同体があったらいいなと、いまも思っています。この診療所を始めたときにも、こういう空間が治療共同体の一部としてこの町のなかにある、という意識をもっていました。

アメリカでは精神科の医師たちによる治療共同体をつくる運動がありました。日本では、向谷地《むかいやち》生良《いくよし》さんが北海道につくった「浦河《うらかわ》べてるの家」がありますが、やはり、あってほしくないと思うことが次々と起こるそうです。べてるの家では、心を病んだ人が、別の若い人を殺すという事件が起きました。殺された側の両親も、殺した側の両親も教会の葬儀に来て、恨むことはなかったと聞きます。治療共同体は、決して理想の空間ではありえないわけです。治療共同体と言うと内実にピンと来ない人が多いかもしれませんが、そこに心を病んだ人たちや問題を抱えた人たちがいることを聞くと、同情と同時に強い拒否感が生じます。周囲に住んでいる人にとっては大きなはた迷惑でもあります。

自分としては、この診療所のなかにいながらも、さきほどの「手鏡に映してみるや梅雨の空」の人と接しているときなど、治療共同体が部分的に、時間限定的に実現しているという感覚もあります。しかし、なかなかそれ以上には進みません。

私は鳥取で生まれ育って、大学は京都に行きました。京都には、鳥取ではなかなか出会えない考え方やスタイルがありました。鳥取に戻ってから、独創的な仕事をしている人たちを呼んできて、話を聞くことのできる空間をつくりたいと思いました。それが「こぶし館」です。イベントのできる「五〇人ホール」をメインにして、ゲストや何人かが泊まれる部屋もつくりました。学生時代に関わった奈良の「交流《むすび》の家」は、ハンセン病回復者のための宿泊施設としてつくられましたが、ハンセン病の人でなくても泊まれるし、集会もできる、合宿所のようなものでした。「こぶし館」の一つのモデルは、この「交流《むすび》の家」です。昔は鳥取出身のハンセン病の人が里帰りしても、泊まるところを探すのが難しかったので、この「こぶし館」に泊まってもらおうという意味も込めていました。「五〇人ホール」でのイベントは、既に八三回になります。岡村昭彦の写真展、砂田明の水俣の一人芝居、俳人の金子兜太《とうた》の講演などを行ないました。

谷川俊太郎さんの従弟にあたる医師の庭瀬康二《こうじ》さんは、「メディトピア」という発想をもっていた人でした。治療共同体的な発想ですが、そこの住民たちがお互いに学び合うという相互教育の意味も込められた一種のユートピアです。『ガン病棟のカルテ』（新潮文庫、一九八五年）という本を書いています。バイタリティのある人でしたが、志半ばにして亡くなってしまいました。彼がもし生きていたら、似たようなことをもっとエネルギッシュに実践したのではないか、と思います。一九七〇年代から八〇年代は、医療者のなかにも、いろいろなアイディアをもった人がいて、それぞれ試行錯誤をしていました。

岡田兵衛の夢

私が治療共同体的な発想をもったのは、従兄の影響が大きいと思います。岡田兵衛《ひょうえ》と言い、私より四歳年長でしたから、私が高校生のときにはもう大学に通っていました。兵衛は、兵庫県美方《みかた》郡の浜坂にある呉服屋の次男でした。鳥取市から三〇キロくらい東の漁港の町です。お兄さんは小児麻痺で松葉杖をついていたので、自分が呉服屋の仕事も手伝いながら、農業や牧畜を主体にした共同体をつくろうと夢見ていました。

その田舎町で、兵衛は小さな劇団をもっていました。自分で脚本を書き、役者にもなり、その他に年

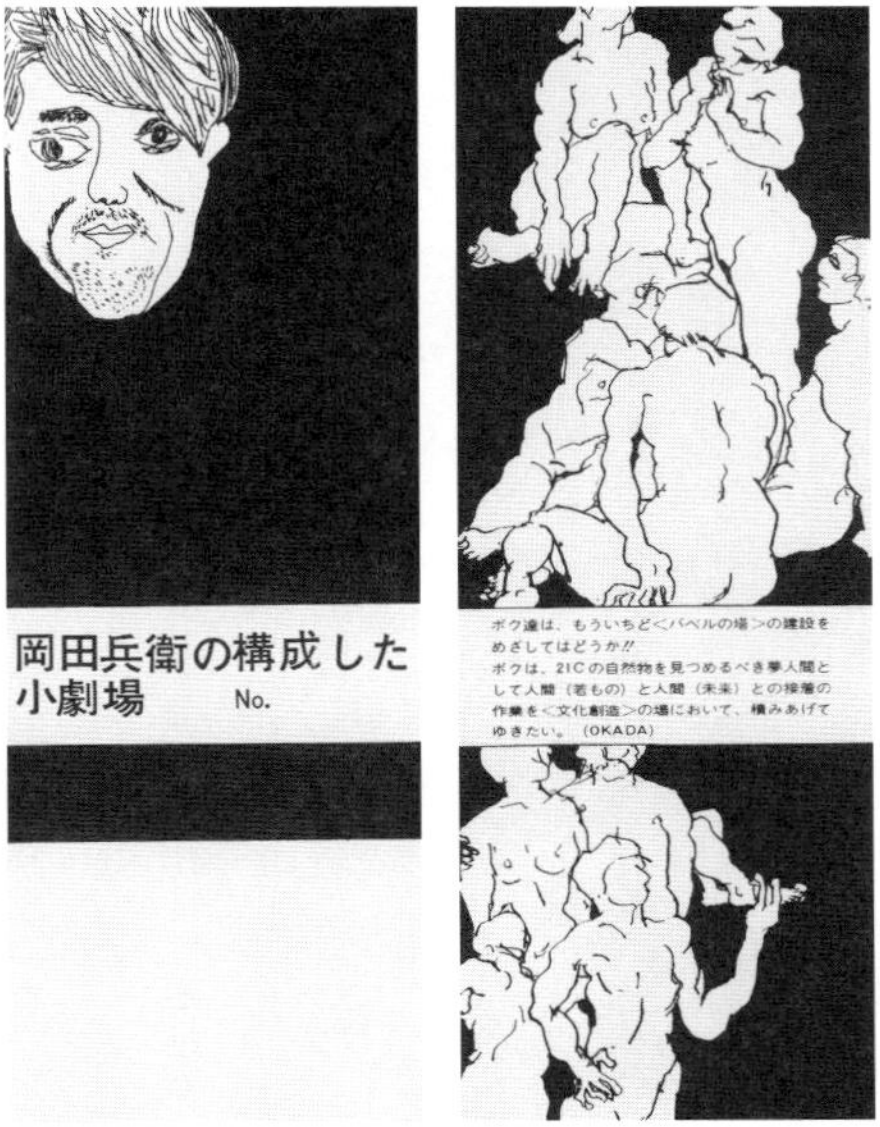

図５　「日本海の白い波」のパンフレット

に何回かのイベントを開催していました。彼のスローガンは、「ボク達は、もういちど〈バベルの塔〉の建設をめざしてはどうか!!」でした。「バベルの塔」がどんなものか、それほど深い知識があったわけではなく、理想の象徴として考えていたのだろうと思います。「この町には戦争で親を亡くした子どもたちがいる、学校に行けない子もいる。そういう子どもたちと一緒に農業、牧畜をしながら劇団をつくって、全国を回ってみたい。おまえもその一員になれ」と言われていました。医学部に行くと言ったら、「医者は儲かると聞くから、儲けた金をこの共同体に入れろ」と言います。

ある年の冬、浜坂の駅に行くと、彼がプラットホームで待っていました。雪が一メートル以上積もっていました。呉服屋のワゴン車に乗せてもらって海岸まで行くと、「劇団の名前は、「日本海の白い波」に決めた。おまえも劇団員だぞ」と勝手に宣言されてしまいました（図５）。

私が京大二年の一二月一一日、体育の授業のときでした。下宿の友人が「兵衛が死んだという電話が入った」と知らせてくれました。ともかく下宿に戻って、路面電車で京都駅まで行き、山陰線で浜坂まで行きました。いいお天気の日で、死んだと言われてもピンときませんでしたが、家まで行くと、黒い幕が張ってありました。足の悪いお兄さんを車で迎えに行くときにセンターラインをオーバーして、向こうから来たトレーラーに正面衝突した。ほぼ即死だったそうです。あれだけ生き生きと楽しく話していた兵衛が動かない。まだ解剖実習も始まっていなかったときでしたから、人の死をまじまじと見たのは、そのときが初めてでした。死化粧はされていましたが、交通事故で身体は傷ついていました、顔も。思いがけず涙が込み上げてきて嗚咽しました。嗚咽が止まったときに、心のなかから沸き上がってきた言葉は、「共同体のことは、ぼくが引き受けた」でした。そのときの思いがまだずっと残っています。

兵衛の共同体は、牧畜、農業、演劇が中心でしたが、私は医師なので治療共同体を目指そうと思いました。兵衛の共同体、奈良の「交流《むすび》の家」という共同体、そして私自身が建てた「こぶし館」、その先に治療共同体を描いてはいるものの、私自身が年をとってしまいました。兵衛の死からもう五〇年の月日が流れています。「治療共同体」は果たせぬ言葉として、車窓から見る看板のように後ろへ過ぎ去っていく、という感じでしょうか。

「臨床の知」と罪悪感

中村雄二郎『臨床の知とは何か』に直接影響されたということはありません。この本が出た一九九二年には私は臨床医になっていましたから、「臨床の知」という言葉に惹かれて読んでみましたが、抽象的すぎて、自分の現場の問題には届かないという印象をもちました。現場の生々しい感覚や現場の思想はまた別にある、という思いが強くありました。

鷲田清一さんとは『ケアの宛先』で、臨床医と臨床哲学者との対話を試みました。鷲田さんの話は深く、教えられっ放しでした。現場の問題をもう一つ掘り下げられたら、もっとおもしろい対話になったと思います。

医者になった当初は、重症の患者さんを担当していると、夜寝られませんでしたし、飯が喉を通りませんでした。夢のなかにもその人が出てきました。周りの同僚がみんな平気で昼飯を食べているのが不思議でした。緊張もしていましたし、「自分は役に立っているだろうか」と自分を責めていました。「これは自分のミスではないと言えるか」と自問自答する日々のやりとりは、いまもつづいています。

ところが何年か経つと、自分が変わっていることに気づきます。患者さんが亡くなり、その後始末に一段落つくと、自然にリラックスしている。食欲は戻ってくるし、睡眠もゆっくりとれる。それで、次に向かっていける。スポーツ選手と同じで、次の試合に備えて、体調を整えなければなりません。「臨床の知」や「臨床哲学」では、この「死が来ると食欲が戻ってくる」という現場の論理を扱っていないように思います。

つまり臨床の犯罪性みたいなものがあり、そういう罪悪感抜きにしては臨床は成り立たない。「臨床の知」を考えるとしたら、臨床に携わる者はまず被告席に立とうという決意がなければならない、というのが私の基本的な発想です。中村雄二郎の著作は、そういう現場の問題意識とすれ違っていて、もどかしさを感じながら読んでいました。近代的思考や技術の成立過程やその陥穽については、私自身がそうした問題から逃げてしまってきたという反省もあります。しかし、目の前のことを処理する、あるいは忍ぶ、ひょっとしたらもみ消すことのジレンマ、そしてそれにもかかわらず、きょうのことはきょうのこととして、あすに向かっていくしかないというやるせなさ、それが「ぼくの医学概論」です。

医者と患者の関係についても、臨床の罪悪感が基本になっています。過誤を犯したときに「許された」という思いが私の原点であるという点については講義で話しました。

砂原茂一《しげいち》さんの『医者と患者と病院と』(岩波新書、一九八三年)は、とてもいい本だと思っています。一九八〇年代の本ですから、医師のパターナリズムはこのままでよいのかという時代の要請にも応えています。そのなかで、医師のカリスマ性について書いています。

「知的権威だけの、医学教科書が白衣を着ているような医者も味気ないかぎりですし、そうかといって、親切がすぎてベタベタとお世辞の多い医者も不安なものでしょう。ましてカリスマ性九五%で知的権威わずかに五%というのでは、医者とはいえません。乱暴な要約を許していただくとすると、知的権威七〇%、道徳的権威二〇%、カリスマ的権威一〇%というようなあたりが適正比率と

いうところでしょうか。」(同書、三六頁)

私がおもしろいと思ったのは、カリスマ性を一〇%残した点です。パターナリズム批判が基調であるとすれば、カリスマ性を残すほうが不思議です。

私自身について言えば、カリスマ性を一〇%ももてませんが、わかる気もします。カリスマ性の内容が問題なのですが、ある意味では使命感でしょう。私が考えるカリスマ性は、七三一部隊とは逆に、自分の「いのち」を差し出す、処刑するのなら私を処刑してくださいと名乗り出る勇気、責任感です。これは、臨床の罪悪感と裏腹のものですが、そういうカリスマ性であったなら、一〇%ではなく、二〇%や二五%あってもいいと思います。

鶴見俊輔の教え

鶴見俊輔さんの言葉で、「ぼくの医学概論」の支えになっているものは幾つかあります。一〇項にまとめてみました。

(1)「正しさを押しつけない」。たとえば、「この時点では在宅でやるべきだ」という議論から「べき」を排除するという発想です。ネガティブ・ケイパビリティの思想も、「押しつける」ことを拒否します。困難な場面に遭遇したら、まず立ちどまる。鶴見さんは、「押しつける」のが嫌いでしたし、ほんとうは正義も嫌いでした。

臨床の現場では、実は「正常か異常か」がつねに問われます。血液検査をすれば、各数値が正常値か異常値かを判断して、それをもとに患者さんを診断するという訓練を受けています。「正常か異常か」、「正しいか、正しくないか」という強いられた判断癖を控えようと思っています。

(2)「誰の内にも外にも悪はある」。そのことが被告台に立とうという私の発想につながっています。どうしても悪人にならざるをえない場面はあります。三人の患者さんから同時にSOSが来た場合、誰を優先して救うのか判断しなければならない、という場面にも悪は登場します。点滴が一本しかないときに誰に落とすか、という問題にしても同じです。三分の一ずつと言っていたら三人とも死ぬ、二人が死んでも一人に生きてもらったらありがたいという悪魔性です。あるいは、きのうは寝ていないのできょうは寝させてくれという状態のときに、「腹が痛い、助けてくれ」と夜中に患者さんが飛び込んできたらどうするか。「二四時間診る」と言っていたとしても、この場合、不本意ながら「他の病院に行ってくれ」と言うしかありません。

（3）「おもしろい」。鶴見さんは事あるごとに、「おもしろい」を連発されました。反射的に「おもしろい」シグナルが出る。それは善悪や正邪の基準とは無関係です。臨床も「おもしろさ」をどこかで感じているからこそ、ここまでやってこられたのではないか。「患者が死ぬのがおもしろいのか」と言われると返事に窮しますが、「おもしろい」ことはあります。自分が知らなかった事態や思考に出会ったときに感じる「おもしろさ」です。

（4）「持続は力」。鶴見さんは、『思想の科学』という雑誌がどうしてつづいているかと聞かれたときに、「おもしろいから」と答えています。編集責任者がおもしろさを感じなくなったら、経営的なことはさておき、雑誌は潰れます。一九四六年から一九九六年まで五〇年つづいた『思想の科学』も、結局そうなりました。「持続は力」とはいえ、同じトーンでおもしろさがつづくことはなく、そこには波があります。その波とどうつきあっていくか。

（5）「不定形の思想」。「決めるな、決まらない」という不定形の思想は、臨床にそのまま当てはまります。『どちらであっても』という著作を二〇一五年に出しましたが、「不定形は悪いことではない」というよりも、「不定形が原則」と言いたかったのです。学校教育ではマニュアルや定型を学ぶために「〇か×か」「黒か白か」の訓練が行なわれるので、多くの人が「不定形」という発想に不慣れです。その場その場で答えを出していこうというプラグマティズムの発想を、不定形という言葉で教えられました。

（6）「態度という思想」。鶴見さんは「主義」があまり好きではなかった。たとえば、柏木義円は、日露戦争以降、「非戦」の主張を貫いた牧師です。反体制的なことを言えば白い目で見られた時代に、近所の奥さんたちからも意外に評判のよい人物でした。その理由は、朝早く起きて箒で町の掃除をしていたからだ、と言います。その人の考えがどうかという以前に、日常生活におけるその人の態度が、近隣の人の理解を得た。鶴見さんは、そうした「態度の思想」、「暮らしのなかの思想」を優位に置こうとしていました。それは臨床にも通じるところがあります。

（7）「コミュニケーションとディスコミュニケーション」。学生時代にモグリで聴いていた鶴見さんの同志社大学の講義でディスコミュニケーションという言葉を聞き、新鮮な印象を受けました。コミュニケーションのことばかり言われますが、実はディスコミュニケーションのほうに原点があって、そこから何かある努力をしたときに、コミュニケーションがとれる。そして、コミュニケーションの要諦は、AからBに、BからAに情報を伝達することではなくて、Aが何かをBに言い、Bが何かをAに言ったときに、お互いが変化することである。このような鶴見さんのコミュニケーション論を医療現場に応用すれば、インフォームド・コンセントは、医師と患者の間に何の変化も起こしませんから、コミュニケーションではないことになります。患者さんの家族から医療過誤を許されたとき、少なくともわれわれ医師の側は変化せざるをえなかった。日々の医療活動のあり方を見直すこととなりました。そういう意味では、大きなコミュニケーションの渦が起こった経験でした。

（8）「家族は親しい他人」。医療の現場では、患者さんの容態について家族に説明をし、死期が近づいてきたら家族を呼ぶように指示します。ホスピスでは、患者さんに一時間説明をしたら、家族にも一時間説明することが当たり前になってきています。しかし一方で、最初から家族なしで生きている人もいれば、ある時点から家族と関係なく一人で暮らしている人もいます。鶴見さんが、「家族は他人」と断定せずに、「親しい他人」と表現したことに意味を感じます。つまり、温かい関係、冷たい関係を含めてさまざまな関係をまとめて「親しい他人」と呼んだわけです。鶴見さんのお蔭で、患者さんと家族の関係に対して一定の規範を押し付けるようなことをせずに済んでいます（そのつもりです）。

（9）「その他の関係」。これは、医療現場で現実によく経験することなので、鶴見さんからの影響という面はほとんどなくなってきていますが、患者さんの最期の面倒を見るのが、老人施設のスタッフだったり、訪問介護士だったり、家族ではない人であることが増えてきました。家族ではない「その他の関係」が、大切になってくる時代を迎えています。

（10）「郷土愛」。鶴見さんは、オーウェル『右であれ左であれ、わが祖国』（平凡社、一九七一年）という評論集の「編者あとがき」で、オーウェルが思想対立の激しい時代に敢えて主義を超えた「祖国愛 patriotism」を語ったことを評価しています。それは、「おさない時からおなじ土地にそだち、そこでおなじ言葉をつかって一緒にくらしてきたものの間にうまれる親しみが、人間を底のほうから支えるという思想」（同書、二九八頁）であり、「郷土愛」のことであると解説しています。日本の一九七〇年代も思想対立の激しい時代でしたから、そういうときに鶴見さんから「郷土愛」という言葉をもらったのは、私にとっては大きなことでした。私が、故郷の鳥取に戻り、「方法としての故郷」を意識するようになったのは、鶴見さんの影響だと思っています。

鶴見さんは、いわば権威に囲まれて育った人なので、無権威を尊ばれていましたし、有名という言葉にも強く抵抗していました。「誰もが家では有名人」と言って、「名の有る」こと以上の「有名」を求める必要を認めなかった。

弱き者、力なき、権威なき者が、どうしたら生きていけるか。それをいつも突き詰めて考えていたと思います。出会った瞬間に醸し出す独特の雰囲気がありました。そして、笑ったり、喜んだり、真っ正直な身体表現ができる人でした。教師としては、「褒めちぎり王者」でした。一〇のうち七は全然ダメでも、三くらい見込みがあると、その部分を褒めていく。私もその一人でしたが、学生たちは錯覚して、頑張ろうかという気持ちになります。「たこ揚げ名人」と言ってもいい。学生が勝手にのぼせ上がって、上へ上へと上がっていきました。

鶴見さんに、自分の家のことを書いてみませんかと言われて、『思想の科学』一九七二年七月号に掲載してもらったのが、デビュー作の「ぼくのなかの《ふる里》」です。自分の家のことと従兄の兵衛の言っていた共同体のことを、京都の進々堂という喫茶店で書きました。生まれて初めてもらった原稿料は四〇〇字一枚一〇〇〇円換算、一八枚で一万八〇〇〇円でした。百万遍の郵便局で現金を手にして嬉しかったのを思い出します。鶴見さんには、文章がお金に換わることを初めて経験させてもらって、感謝しています。

ただし、鶴見さんから「身辺雑記を超えた文章も書いてみてはどうですか」と言われ、止めを刺される思いをしたことがあります。私は、目の前にある症例や事例を書くことはできますが、それを普遍化して、抽象語として書く能力は欠けているように思い、避けてきました。まだ、その宿題は残っています。

この「野の花診療所」の看板を鶴見さんに書いてもらったのも、目指す治療共同体のバックボーンの一人は鶴見さんであってほしいと思ったからです。谷川俊太郎さんや詩人の茨木のり子さんや精神科医の浜田晋さんにも支えられています。多くの日常的な医療現場でしばしばこの人たちのことを意識しています。この症例や出来事はぜひこの四人に報告したい、こんなことをしていたら皆に報告できない、そんな思いがつねにあります。大学時代には医局にも属していませんでしたし、恩師と言える人もいませんが、鶴見さんはある意味では「恩師」なのかもしれません。実は、そのことを冗談めかして鶴見さんに申し上げたところ、「私は、弟子はとらない主義だ」と真面目な顔で言われました。これも、一つのディスコミュニケーションでしょう(谷川俊太郎さん以外の三名は他界されたのですが、私のなかでは四人とも生きておられて、見えない円卓会議を譫妄のなかで開いています)。

死の文化

つい先日、ＮＨＫのインタビュー番組「〝豊かな終わり〟を見つめて」(「こころの時代――宗教・人生」ＮＨＫ教育、二〇一八年六月二四日)で話したのは、私たちは生まれるときに、「よし、こうやって生まれよう」と思って決めることはできなかった。自分では意識していないうちに産道を通って出てきた。それを「生誕の回路」と呼ぶとすると、死のときにも似たことがある、ということでした。食べられなくなってきた、排泄に困る、冷や汗が出る、こうしたことは自分の意思ではどうにもならないことです。医療がそこに介入するわけですが、しかしどんな医療でも老いや病気や死を完全にコントロールすることはできません。たいていの人は、思いがけないかたちで死を迎えることになります。「死の回路」は「生誕の回路」と同様に、自分を超えている。エンディングノート等を書くことで、「死の回路」を自分で決められるかのように思うのは、錯覚でしょう。

最近届いた公益財団法人日本ホスピス・緩和ケア研究振興財団のアンケート調査によると、死後に来世があると思う人は三割くらい、わからない人が七割くらいでした。来世を信じている人が意外に多いと思いました。魂については、河合隼雄さんは「ある」という説ですし、谷川俊太郎さんも魂の存在を信じているような言い方をしていました。天野忠という京都の詩人が「寸法」という詩のなかで、「いささか／あてずっぽうのようだが／死は／無限の半分だと／心得たらどうか」（『天野忠詩集』〈現代詩文庫〉思潮社、一九八六年、七二頁）と書いています。死を引きずり下ろして、無限の半分にした。だったら、後の半分は何なんだ、ということになりますが、ともかくその発想にはびっくりしました。

鶴見俊輔さんに、「死後というのは何でしょうね」と聞いたことがあります。鶴見さんはこう言いました。「死後は、今だ」。言葉としては鮮やかですが、何のことかわかりません。そのことを谷川俊太郎さんに話したら、ご自身の詩のなかの「宇宙は鼻の先」という一節を連想する、と言っていました（谷川俊太郎・徳永進『詩と死をむすぶもの――詩人と医師の往復書簡』朝日文庫、二〇一五年、一四九―一五〇頁）。遥か彼方にあると思われている宇宙を引きつけてきて、鼻の先までもってくるという発想は、なるほど、「死後は、今だ」という鶴見さんの言葉に通じます。来世や魂の世界は別空間でもなければ、心のなかや記憶のなかにあるものでもないのかもしれません。「死後は、今だ」という鶴見さんの言葉を真に受けているわけではありませんが、わからなさのなかにあることをおもしろいと思っています。

『死の文化を豊かに』で書きたかったのは、死のもつ創造力です。たとえば、私が死んだ兵衛の顔を見たときに、思わず嗚咽して、「共同体のことは、ぼくが引き受けた」と決意する。死と対面したときに、すさまじい力をもらうことは多い。死を、まるであってはいけないかのようにネガティブに考えていると、こうした創造性が見えなくなってしまいます。私が鶴見さんに叱られながらも、種々雑多な死を身辺雑記として書いているのも、一つ一つの、それぞれの豊かさをもつ死と向き合うことが、まずは大事だと感じているからなのかもしれません。

大きく言えば、近代化のなかで失ったものが、死の文化だと思っています。自然をコントロールする近代技術が進展するにつれて、コントロールできない死が忌み嫌われ、思考からも遠ざけられてしまった。自分の身体から出ていないものに支配され過ぎています。しかし、この損失は、まだ充分に取り返しのつくことです。さらに、「戦場死」や「災害死」も含めて、「貧困死」、「飢餓死」、「自死」、いろんな形の死について考えを広げていく必要があるだろうと思いますね。

（二〇一八年七月三日）

文献案内

本書の第一部Ⅲは「ぼくの医学概論」でした。本書を読み終わった読者一人一人が、それぞれの立場で、人間の生死や医学・医療について根本から考える「わたしの医学概論」を思い描いてくださることを願っています。そのためのささやかな文献案内を用意しました。

イヴァン・イリッチ『脱病院化社会——医療の限界』金子嗣郎訳、晶文社、一九七九年(原著は一九七六年)。

岡村昭彦『定本 ホスピスへの遠い道——現代ホスピスのバックグラウンドを知るために』春秋社、一九九九年(初版は、『ホスピスへの遠い道 岡村昭彦集6』筑摩書房、一九八七年)。

沖浦和光・徳永進(編)『ハンセン病——排除・差別・隔離の歴史』岩波書店、二〇〇一年。

澤瀉久敬『医学概論』全三巻、誠信書房、二〇〇〇—二〇〇七年(初版は、創元社・東京創元社、一九四五—五九年)。

川喜田愛郎『近代医学の史的基盤』上・下、岩波書店、一九七七年。

——『医学概論』ちくま学芸文庫、二〇一二年(初版は、真興交易医書出版部、一九八二年)。

エリザベス・キューブラー-ロス『死ぬ瞬間——死とその過程について』鈴木晶訳、完全新訳改訂版、中公文庫、二〇〇一年(鈴木訳初版は、読売新聞社、一九九八年。初訳は、川口正吉訳『死ぬ瞬間——死にゆく人々との対話』読売新聞社、一九七一年。原著は一九六九年)。

シシリー・ソンダース他(編)『ホスピス——その理念と運動』岡村昭彦監訳、雲母書房、二〇〇六年(初版は、『ホスピスケア ハンドブック——この運動の反省と未来』家の光協会、一九八四年。原著は一九八一年)。

高草木光一(編)『思想としての「医学概論」——いま「いのち」とどう向き合うか』岩波書店、二〇一三年。

——『岡村昭彦と死の思想——「いのち」を語り継ぐ場としてのホスピス』岩波書店、二〇一六年。

——『松田道雄と「いのち」の社会主義』岩波書店、二〇一八年。

徳永進『死の中の笑み』ゆみる出版、一九八二年。

——『死の文化を豊かに』ちくま文庫、二〇一〇年(初版は、筑摩書房、二〇〇二年)。

——『増補 隔離——故郷を追われたハンセン病者たち』岩波現代文庫、二〇一九年(初版は、『隔離——らいを病んだ故郷の人たち』ゆみる出版、一九八二年)。

中井久夫『日本の医者』日本評論社、二〇一〇年。

中村雄二郎『臨床の知とは何か』岩波新書、一九九二年。

クロード・ベルナール『実験医学序説』三浦岱栄訳、岩波文庫、一九七〇年(初版は、岩波文庫、一九三八年。原著は一八六五年)。

ヴァージニア・ヘンダーソン『看護の基本となるもの』湯槇ます・小玉香津子訳、再新装版、日本看護協会出版会、二〇一六年(原著は二〇〇四年。訳書初版は一九六一年、原著初版は一九六〇年)。

山崎章郎・米沢慧『ホスピス宣言——ホスピスで生きるということ』春秋社、二〇〇〇年。

鷲田清一・徳永進『ケアの宛先——臨床医、臨床哲学を学びに行く』雲母書房、二〇一四年。


(作成・高草木光一)

徳永 進

1948 年鳥取県生まれ．医師．鳥取赤十字病院内科部長を経て，2001 年鳥取市内にホスピスケアを行う有床診療所「野の花診療所」を開設．
著書に『死の中の笑み』『臨床に吹く風』『死の文化を豊かに』『こんなときどうする？――臨床のなかの問い』『野の花あったか話』『どちらであっても――臨床は反対言葉の群生地』『在宅ホスピスノート』『増補 隔離――故郷を追われたハンセン病者たち』などがある．

高草木光一

1956 年群馬県生まれ．慶應義塾大学経済学部教授．社会思想史専攻．
著書に『岡村昭彦と死の思想――「いのち」を語り継ぐ場としてのホスピス』『松田道雄と「いのち」の社会主義』，編著・共編著に『「いのち」から現代世界を考える』『一九六〇年代 未来へつづく思想』『思想としての「医学概論」――いま「いのち」とどう向き合うか』『生きる術としての哲学――小田実 最後の講義』などがある．

「いのち」の現場でとまどう ―臨床医学概論講義

2019 年 6 月 18 日　第 1 刷発行

著　者　徳《とく》永《なが》 進《すすむ》

編　者　高草木《たかくさぎ》光一《こういち》

発行者　岡 本 厚

発行所　株式会社 岩波書店
〒101-8002 東京都千代田区一ツ橋 2-5-5
電話案内 03-5210-4000
https://www.iwanami.co.jp/

印刷・法令印刷　カバー・半七印刷　製本・牧製本

ISBN 978-4-00-061344-6　　Printed in Japan